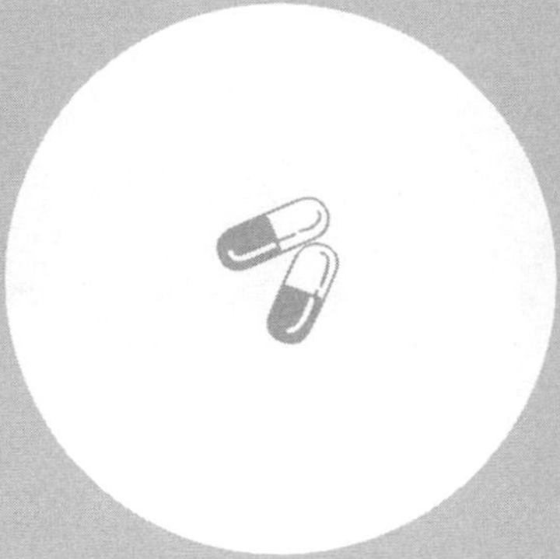

鼻炎・鼻咽癌

怎樣預防、檢查
與治療的最新知識

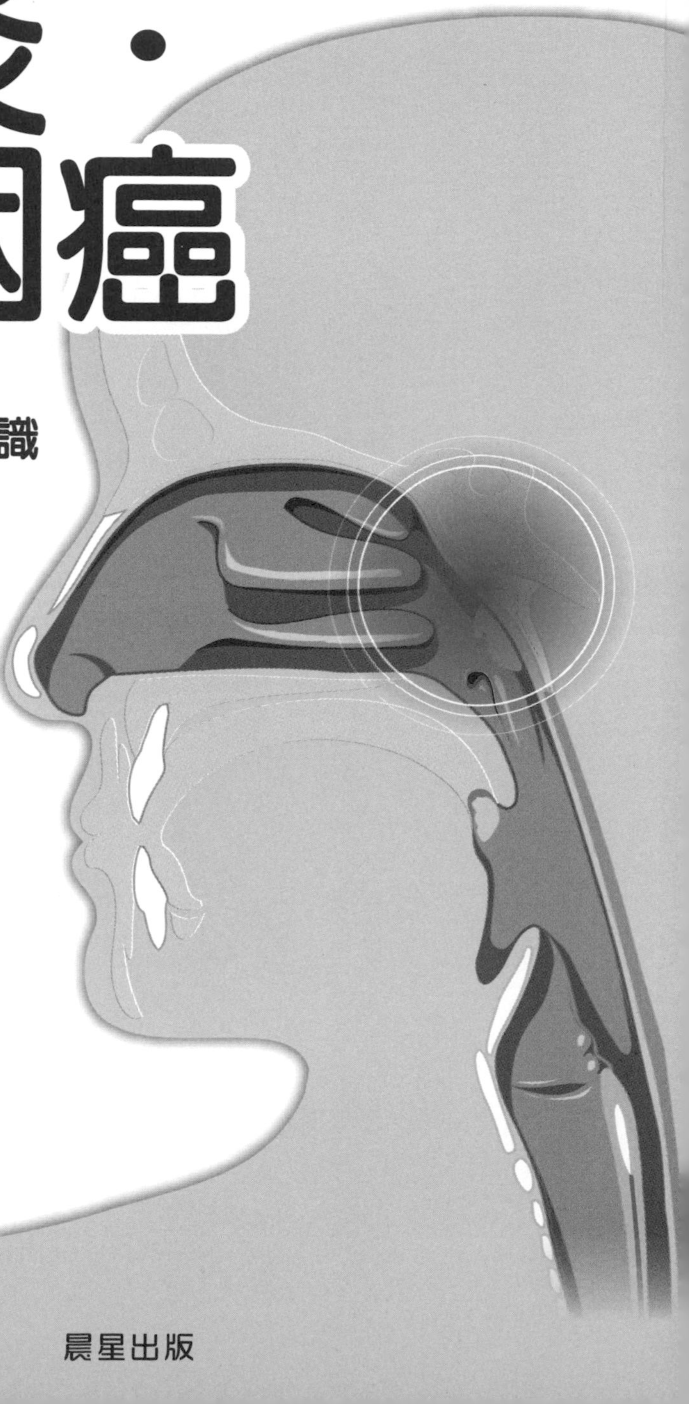

楊友華醫師◎著

晨星出版

推薦序

百病從口而入

初見正德所屬「旗山廣聖醫院」副院長楊友華醫師，方知他不但是位推動台灣安寧病房的舵手，更是位仁心仁術、見解獨到、醫術精湛、思想開明的台灣名腫瘤科醫師。

他欲請和尚特爲《鼻炎．鼻咽癌：怎樣預防、檢查與治療的最新知識》示序，其書中所提相關預防、檢查與治療鼻咽癌的知識，剖析毫釐，擘肌分理，令人感佩其對癌症之研究可謂極度專業。同時也呼應曾於各大書局發行和尚所著《抗癌：飲食、空氣、水與健康》一書所提相關之鼻咽癌部分內容不謀而合。

佛於涅槃經中曰：「人八相爲苦，所謂生苦、老苦、病苦、死苦、愛別離苦、怨憎會苦、求不得苦、五陰熾盛苦。」後者爲執著妄想所產生的心靈之苦，前者生老死爲生理自然法則，惟有病苦，是由己身造作而成的，是爲實苦，是可避之防範之苦。

身體是由多種化學元素所組成，因體內新陳代謝失常、毒素侵害、血液循環不良三種因素而導致疾病，故能恢復正常新陳代謝功能、排除毒素、血液充滿氧氣則能健身治病。二千五百年前，「醫學之父」希臘的希波克拉底，就是一位自然食物療法醫師。他以斷食、營養、草藥、空氣、陽光、水爲病人處方。他認爲，癌症是種全身系統性疾病，最後以局部腫瘤表現出來。他的療法就是食物營養療法，他說：「你的食物就是你的藥物；你的藥物必是你的食物。」

所謂百病從口而入，人之疾病皆因飲食無節無度所衍生，若加上不良的生活飲食習性，及長期的精神壓力、苦惱、憂煩，則易生長癌症，輕則可治，重者喪命。

世界數位治癌醫生研究報告，癌症80%皆由不當飲食所引起，平時人們攝取過多精製食品、肉類、乳、蛋、化學添加物、抽煙、喝酒、飲咖啡、喝濃茶、嚼檳榔等，長時間曝露於電器品輻射線，或熬夜失眠，秒秒呼吸多種化學的污染空氣，時時飲用不乾淨的水，長期缺乏礦物質、維生素多種有益營養素，生活作息糜爛無度，全力追求物質名利色慾，精神長期苦惱壓力，身體終將崩潰，無醫無救。願大眾皆能遠離癌症，身心健康。若不幸罹患癌症，也別灰心，盡力去對抗就對了！

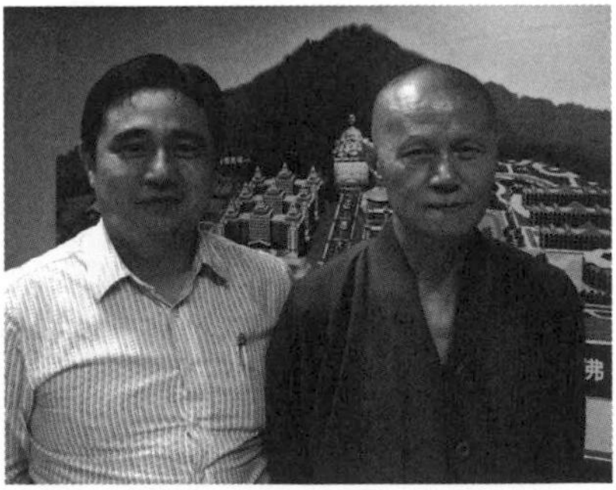

醫療財團法人正德癌症醫療基金會 創辦人　常律法師

作者序

鼻咽癌是可治癒的疾病

台灣的癌症死亡人口已經連續三十年排在第一位，每一年有超過4萬5千人死於癌症。而每年新增的癌症個案更高達九萬人，預估台灣的發生人口到二〇二〇年會朝向12萬人邁進。癌症聽起來眞的很可怕，實際上也確實傷害著不少患者與其家屬。雖然我們無法確保未來是否會罹患癌症，但可先從疾病的基礎開始先瞭解，並記住一個重點「癌症其實是可以預防的疾病，同時也是可以治癒的疾病」。

以鼻咽癌爲例，三十多年前台灣的鼻咽癌5年存活率低於50％，時至今日鼻咽癌的5年存活率已經接近9成，這也代表鼻咽癌是一個可治癒的疾病。因此若發現自己或親友罹患鼻咽癌時，也無須過度緊張。只要是早期發現的鼻咽癌，仍有機會可以完全痊癒，恢復以往的健康。但術後的調養須妥善處理，以避免復發的可能性。在治療後的未來5年、10年，癌症都還有復發的可能性，而會不會復發的根源在於「癌細胞」是否還存在於患者體內。此時，體內的免疫力，就成爲對抗癌症的重要關鍵。因此術後的調養與預防，極爲重要且不容忽視。

隨著醫學日益的進步與成長，我們發現誘發鼻咽癌的環境、家庭與個體等致病因素。只要掌握這些有利的關鍵後，我們就能從中加強預防，減少危險因子入侵身體的機會。

另外，由於醫療科技的進步、先進的放射線治療儀器，以及電腦運算的進步，也使得鼻咽癌治療更加的精準。上述種種的因素都是癌症治癒率好轉的原因所在。但更重要的是，病人的心態。如果一開始就對自己缺乏信心，甚至不信任醫師，但癌症的治癒率也會變得比較低。簡而言，連自己都放棄了，那該如何好好打這場仗呢？因此，除了醫療環境外，請務必建立健全的心態。

我曾經到過東南亞一些發展中的城市，發現他們的鼻咽癌的5年存活率到今天爲止，還停留在25％，其主要原因依我的觀察與醫療環境有著密不可分的關係。由此可見，我們更應該慶幸現今的台灣醫療環境，促使我們能更遠離疾病的纏身。

爲戰勝鼻咽癌，我們更應該定期至醫院進行全身檢查，以達到「早期發現，早期治療」的目的，相信台灣的鼻咽癌5年存活率就能達到接近100％。

本書的出版目的，希望讀者能確實地了解鼻咽癌的發生原因，以及治療的現況。萬一發現週遭的朋友或是親人遭遇鼻咽癌時，能夠及早治療，且正確的治療，以及勇敢的治療。請相信鼻咽癌絕對是可以治癒的疾病。也希望這本書可以幫助讀者們順應未來的健康生活。

喜悅健康診所主任醫師　楊友華

目錄

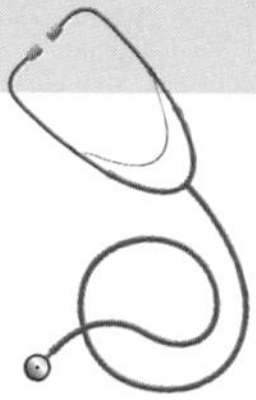

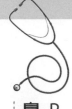

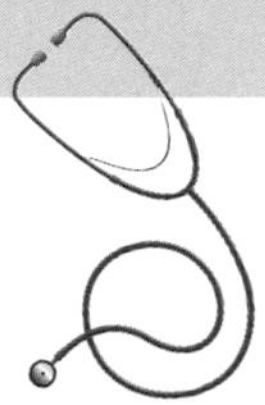

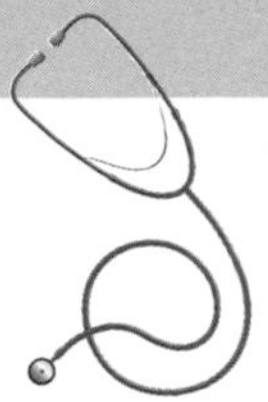

PART4 鼻咽癌患者如何選擇治療方法 101

PART5 鼻咽癌患者的調養 151

PART 1

鼻咽癌的基礎知識

Q 鼻咽部在哪個部位？

鼻腔包含三大部分，鼻咽，即為上咽部；口咽，稱為中咽部；喉咽，就是下咽部。鼻腔的內壁為鼻中膈，所謂的鼻中膈就是鼻腔中間的一塊骨板，它會將鼻腔分成左右兩邊的個別通道。「鼻中膈」前下方為軟骨，而後上方則由硬骨組成，外部會覆蓋鼻腔黏膜。它對於我們的鼻子外觀、呼吸順暢度、溫度、濕度的調整與嗅覺能力，都扮演著很重要的角色。

而外壁稱做鼻甲組織（分為上鼻甲、中鼻甲、下鼻甲，也就是鼻息肉），上層有一片很薄的篩板，在篩板的上面就是腦部組織，下面則是鼻腔底部。

鼻中膈可將鼻腔分為左右兩邊，前端開口為前鼻孔，也就是我們常說的鼻孔。而鼻孔內長鼻毛的地方稱做「鼻前庭」。另外，鼻毛可過濾呼吸時所吸進的空氣，並將較大的灰塵阻擋下來。

鼻咽，位於鼻腔的後方和硬顎平面以上處，也就是口咽腔中軟顎的上方，它只有一個很小的空間，大概如乒乓球般的大小，兩邊有一個耳咽管開口，這是呼吸道必須經過的地方。

鼻腔的位置

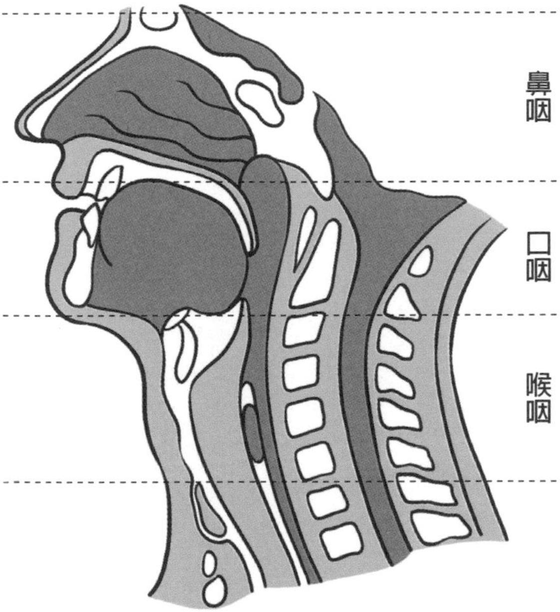

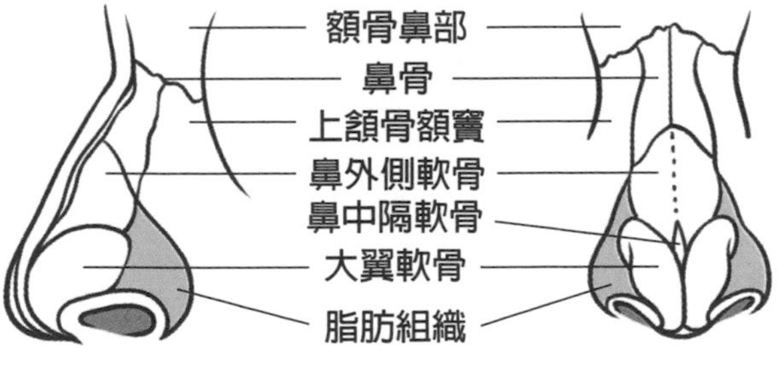

鼻腔分為上咽部（鼻咽）、中咽部（口咽）和下咽部（喉咽）。其中鼻咽內的鼻中膈是不可或缺的角色。

而它的位置位於腦部下方，大約是整顆頭顱的中心位置，就如同一個圓形球體的球心，無論從鼻部或口腔進入，都不容易能檢查到這個區域，因此必須透過更精密儀器才能仔細地檢查。

Q 鼻咽部所處的位置有何特殊性？

鼻咽部所處的位置非常特殊且複雜，並具有重要的臨床意義。鼻咽部與顱底之間，只有一層薄骨板相隔。顱底是由多塊顱骨所組成，各顱骨間有著許多骨縫和骨孔。而骨孔是動脈血管、靜脈血管及神經進出顱內或顱外的主要通道。

顱底的骨孔內有成對的腦神經通過，而鼻咽部距離某些骨孔（如破骨孔）僅只有1釐米，因此若不幸罹患鼻咽癌，癌細胞就有可能浸潤至骨孔或骨孔內的神經。另外，由於鼻咽位置很接近腦部，所以非常容易產生腦神經相關方面的問題。若腫瘤往上生長，時間一久或藉此相通顱內與顱外的孔道、穿破顱底骨，進而侵犯到腦神經，就會出現腦神經受損等現象。臨床上有很多鼻咽癌患者，幾乎都是出現腦神經受損症狀後，才知道要就醫，但此時才就醫早已來不及了，多爲晚期鼻咽癌患者。鼻咽疾病患者最常見的發病症狀，有流鼻血或鼻內分泌物裡出現血絲或有鼻塞的情形。

另外，由於中耳經由鼻咽管與鼻咽相通，因此當鼻咽裡出現腫瘤，並堵塞管道的出口時，就會使得中耳內的分泌物無法正常地排出，進而出現中耳炎。

剖析顱底的細部構造

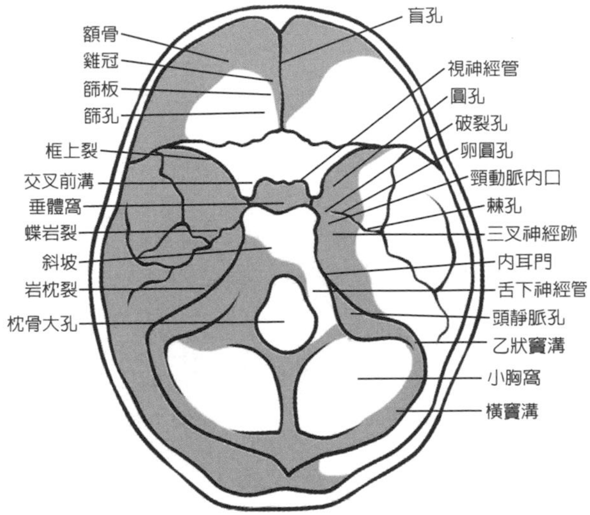

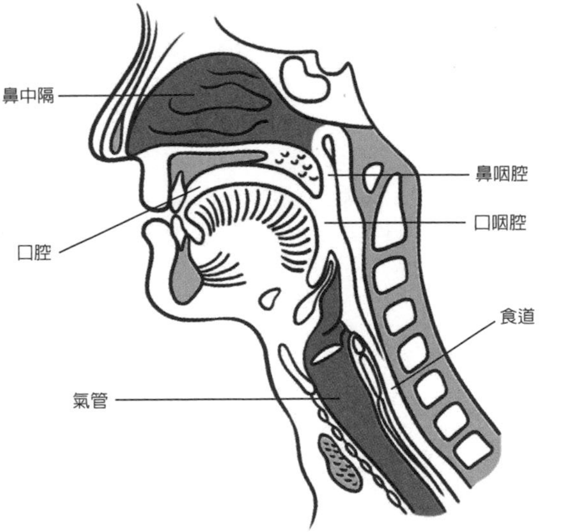

鼻咽腔位於鼻腔正後面，口咽腔的上方，為呼吸道必經管道。腫瘤若向上生長衝破顱底，即會造成腦神經功能受損。

鼻咽部與顱底有什麼關係？

鼻咽的位置位於鼻腔後方，前面以鼻後孔和鼻腔相通，而它的上面就是顱底。顱底位於鼻腔與腦部交界處，而分界點則以頭顱骨來相隔，周遭有著許多血管與神經。

如果罹患腫瘤，就必須進行手術切除。而醫師在進行手術時須非常的小心謹慎，以免波及血管與神經，進而造成患者肢體活動力受損，若情況嚴重甚至還會導致死亡。所以進行手術時，鼻咽癌大都以放射線治療（俗稱電療）爲主，而且效果也較佳。

口咽腔軟顎上方的兩側爲耳咽管開口處，此處可讓耳咽管、鼻咽與中耳腔相通，而它的後方即爲頭顱枕部和脊椎骨區，下方則以軟顎做爲與口咽部的界線。

當鼻咽癌往上蔓延時，首先遇到的體內障礙就是顱底骨，但癌細胞往往能破壞堅硬的顱底骨，進而變成骨破洞。有時候癌細胞還會沿著顱底骨的小洞口（此處的小洞口即爲血管、神經進出的地方）繼續往上侵犯。鼻咽癌容易侵犯顱底骨質，而破壞相對應部位的顱神經，以三叉神經、外展神經、舌咽神經、舌下神經居多，其中又以外展神經之影響較爲常見。

1. **三叉神經**（Trigeminal nerve）：從中腦延伸，爲腦中最粗大的神經，屬混合神經的一種，支配運動與感覺神經。而三叉神經可分爲三個部分，眼神經、上頷神經與下頷神經，支配臉部、口腔、鼻腔的感覺和咀嚼肌的運動，並傳遞頭部的感覺訊息至大腦。

2. **外展神經**（Abducent nerve）：從橋腦延伸，爲十二對腦神經中的第六對，又可稱爲外旋神經，支配外直肌，可使眼球向外瞄準，並控制眼球的移動。

3. **舌咽神經**（Glossopharyngeal nerve）：爲大腦第九對神經，屬混合神經的一種，支配運動與感覺神經。主要控制莖突咽肌腮腺體、部分味蕾和收集耳後感覺等。

4. **舌下神經**（Hypoglossal nerve）：從延髓上部的側面穿過腦幹，並傳達舌根部等部位味覺，爲腦神經第十二對，主要控制舌頭的肌肉。醫師通常可透過患者的舌頭，直接檢查舌下神經是否有出現障礙或問題。

從以上簡要的說明，即可發現鼻咽癌、顱腔和顱底都有著很大的相關聯，而影響更是深遠。

Q 什麼是鼻咽癌？

鼻咽癌是指發生於鼻咽腔頂部和側壁的惡性腫瘤，為頭頸部癌症中的一種，發生於鼻咽部。雖然台灣的癌症死亡率中，鼻咽癌並不列入十大癌症中，但民眾常對鼻咽癌掉以輕心，進而疏忽症狀，延緩癌症的治療。

根據臨床病例顯示，男性罹患鼻咽癌的機率高出女性三倍。而有鼻竇炎病史者，罹患機率也比一般正常人高。另外，如果家中有人罹患鼻咽癌，家族內其他人的患病機率也會跟著增加（尤其是一等親的家屬）。近年來，雖然鼻咽癌的發生率因生活水平而有逐漸下降的趨勢，但仍不能疏忽其嚴重性。

雖然鼻咽癌的具體病因仍未釐清，但根據研究指出病因極可能與Epstein-Barr virus（簡稱ＥＢ）病毒有著強烈的關聯性。而與平常生活和飲食，也有很大的關聯因素，因此若養成食用新鮮的蔬菜水果食物的習慣，並少吃醃製的加工食品，對於防治鼻咽癌也會有莫大的幫助。臨床上鼻咽癌有主要三大症狀：頸部淋巴結腫大（佔確診病例90％）、聽力減退、鼻塞伴隨鼻涕中有帶血絲。

鼻咽癌如果能早期發現且治療，治癒率就能提高，它是癌症中預後較好的一種。早期鼻咽癌的外觀症狀並不明顯，也沒有任何較嚴重的自覺症狀，因此患者常會輕忽，並認爲是感冒的症狀（喉嚨痛、流鼻水等）。

診斷鼻咽癌須透過一定的檢查儀器或專業的化驗檢查，才能得知是否有患鼻咽癌的可能性。這樣的檢驗方式很容易造成延誤病情，多數民眾都等到癌瘤發展至晚期後，或有較明顯情況，才會到醫院檢查，但此時已經有70%～80%屬於中期或是晚期了。建議年過30歲的民眾，都應該找耳鼻喉科醫師進行專業鼻腔內視鏡檢查，至少檢查一次，其他高危險群患者也應每兩年追蹤一次。

鼻咽癌的位置

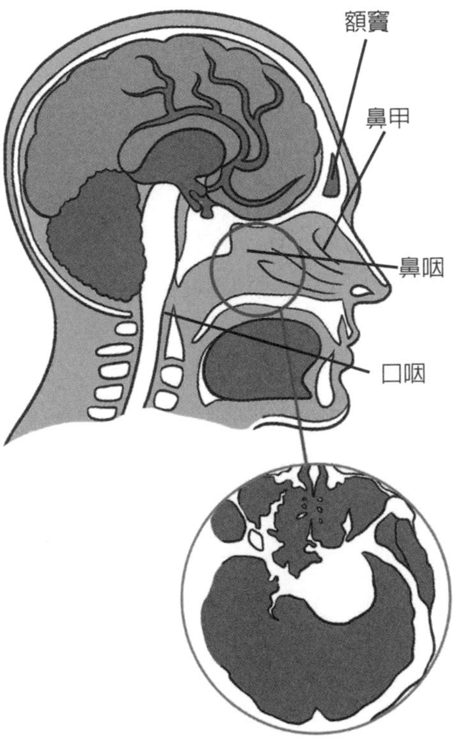

鼻咽癌是由鼻腔黏膜長出，往上擴展時可破壞顱底骨頭（黃箭頭），進而鑽進腦中。

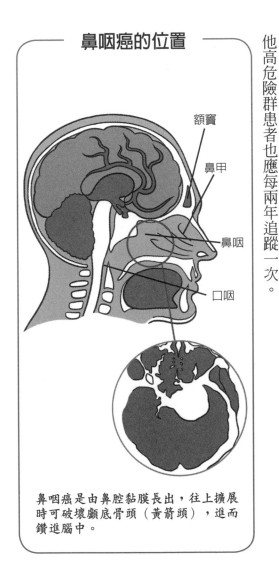

Q 鼻咽癌最好發的部位在哪個部位？

鼻咽癌的原發部位接近顱底，附近有許多重要的血管及神經相通，並沒有廣泛的安全範圍可供切除，而鼻咽癌多為未分化型的鱗狀上皮細胞癌，極容易發生頸部淋巴結轉移和遠隔轉移，而遠隔轉移則以肺臟、肝臟和骨骼較為常見，因此手術不容易清除乾淨，而效果也並不好。

由於鼻咽癌細胞對放射線治療較為敏感，因此被視為目前最有效的療法。雖然放射線治療會有副作用、併發症或後遺症，但這些問題也隨著治療的進步而減少。

鼻腔部有5個壁，而鼻咽癌會連接鼻腔和口腔的一個不規則的立方空腔，也可以發生在任何一個黏膜壁上，其中最常發生的位置如下：

1. 鼻咽癌最常發生在鼻咽頂部。
2. 其次是鼻咽部外側壁，如咽隱窩（位於咽鼓管圓枕後方與咽後壁之間的凹陷處）。
3. 發生在鼻咽部前壁的鼻咽癌較少，不過仍有機會。
4. 鼻咽癌有時會同時發生在兩個部位，如發生在頂部和側壁，但這樣的案例較為少見。

鼻咽癌常轉移的位置

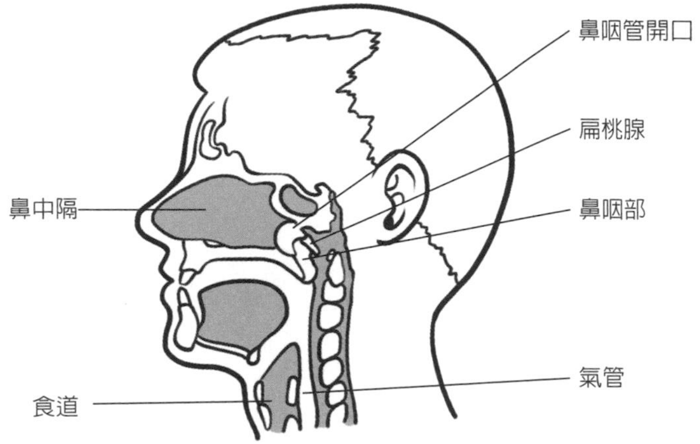

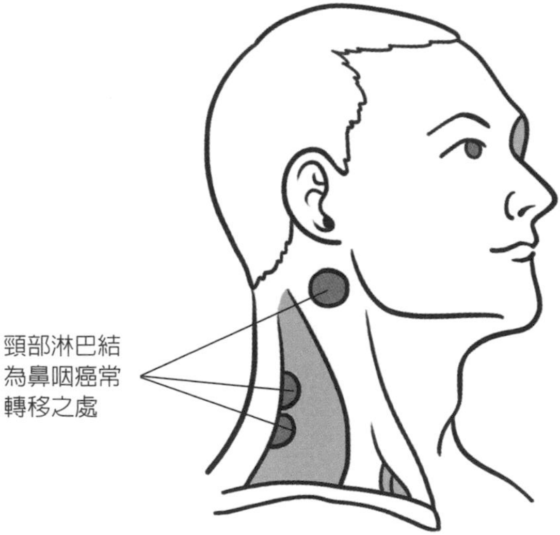

鼻咽癌多爲未分化型的鱗狀上皮細胞癌，因此患者較容易發生頸部淋巴結轉移。

鼻咽癌與哪些腦神經有關？

鼻咽部在頭顱中央，顱腔隔著堅硬的顱底骨。但鼻咽部周圍有血管與神經通道，鼻咽癌腫瘤細胞常沿著這些孔道侵犯到顱腔內，造成頭痛現象，甚至侵犯腦神經引起其功能障礙。

腦神經症狀腫瘤會經由患部的破裂孔侵入顱內，最先常侵犯三叉神經外展神經，接著擴及視神經、動眼神經、滑車神經，進而引發頭痛、臉部麻木、眼球移動受限等腦神經所牽連的症狀。由於腫瘤直接侵犯或因轉移而淋巴結壓迫都可能引腦神經受損，而出現癱瘓、嗆咳（因異物侵入氣管而引起）、聲音沙啞等症狀。

鼻咽癌的神經症狀主要是因第五、六對腦神經受侵犯所引起，而第五對腦神經掌管的是臉部，因此若第五對腦神經受到侵犯，臉部就會有臉部知覺麻痺的情形，而第六對腦神經則是掌管視力，所以若第六對腦神經受到侵犯，眼睛就會出現問題，如眼球突出、視神經萎縮等，若症狀嚴重的話，可能還會導致患者失明。

而位於咽隱窩附近的腫瘤，常會引起動眼神經、滑車神經、三叉神經與外展神經受損症狀，甚至還可能侵犯腦垂體，引起相關的症狀。

如果侵入顱中窩後，再向前方擴展，經由眶上裂進入眼眶，就會引起眼睛相關的症狀，若再向前擴散也可到達顱前窩，使得嗅覺神經受到牽累，但這類的情形較少見到。

若是向外側擴展，到口咽旁間隙的莖突（長在扁桃腺裡面的一根骨頭，分爲前、後區）後區，就會使得舌下神經、舌咽神經、迷走神經、副神經及頸交感神經受到牽連。

若腫瘤向外側前方擴展至莖突前區內，則會使三叉神經中的下齒槽神經、耳顳神經及舌神經受到侵犯。

腦部神經結構

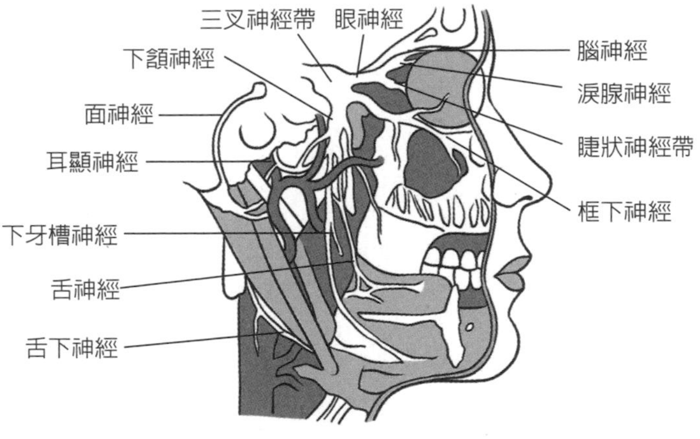

鼻咽癌常會波及至腦部的各類神經，進而引發頭痛、癱瘓與視力模糊等問題。因此釐清各神經的掌管功能，才能瞭解問題所在。

Q 鼻咽癌的發病模式為何？

鼻咽癌發病有很明顯的種族性、地區聚集性和家族聚集傾向性，在世界大部分的地區發病率都很低，通常年發病率在十萬分之一人口以下。歐洲、美洲及大洋洲鼻咽癌的死亡率都不到十萬分之一人口，而中國的鼻咽癌死亡率卻高出數倍之多，其中男性的死亡率比女性高2～3倍。

根據國內近期的統計，每年約有一千人左右會發病，鼻咽癌佔男性十大癌症的第十位。由於鼻咽癌的好發年齡在40～50歲間，屬中壯年期，因此容易對社會、經濟、勞力及家庭造成重大衝擊與負擔。

鼻咽癌好發於中國東南沿海一帶，尤其以兩廣地帶、江西、福建爲甚多，而香港、新加坡與台灣的案例也不少。就已發病人數來看，華人居世界首位之冠，發生率更是歐美國家的6～10倍。從這些臨床案例中，可發現其存有的特殊性和地域性。但並非所有華人區域都盛行這種病症，如日本和韓國的病例並不多見。

另外，鼻咽癌有家族性聚集現象，只要家中有人罹患鼻咽癌，其他家屬的罹病機率也會跟著增加。這其中的關聯因素在於飲食與環境，由於家族的生活模式較爲相同，進而容易產生家族性聚集現象。而鼻咽癌病人常伴有特殊、會遺傳的白血球抗原系統，因此這也是可能出現家族性聚集原因所在。

除了上述種族性、地區聚集性和家族聚集傾向性外，鼻咽癌患者的血清中抗EB病毒抗體的種類與含量均高於一般人，因此可能與發病有關。

鼻咽癌的發病模式

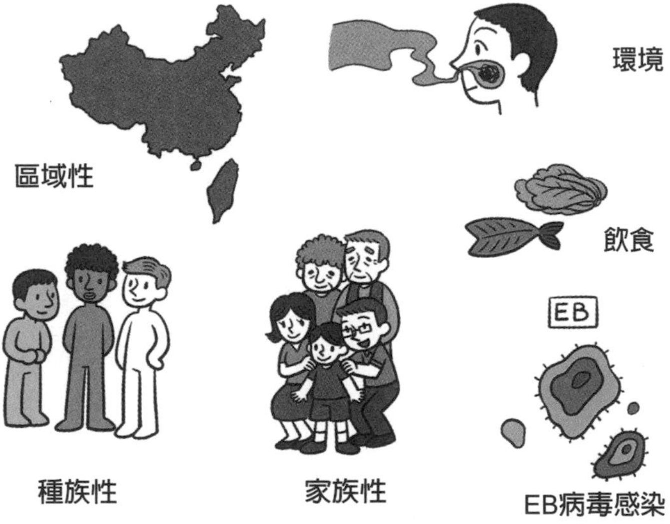

鼻咽癌的致病成因相當多元，其中與家族性的關聯性最爲密切。

Q 什麼叫ＥＢ病毒？

人類皰疹病毒第四型（英文Epstein-Barr virus，縮寫EBV），又稱爲ＥＢ病毒，是最常引起人類疾病的病毒之一，而在世界各地皆可看到因該病毒而引起的病症。

ＥＢ病毒的形態與其他皰疹病毒相似，形狀圓形且成球狀、直徑180～200nm，基本結構含核樣物（直徑45nm的緻密物）、衣殼（面體立體對稱，由162個殼微粒所組成）和囊膜（由感染細胞的核膜組成）三個部分，此外在囊膜與衣殼之間還有一層蛋白被膜。

ＥＢ病毒並不是一個新的病毒，反而是很常見到的病毒之一。一般成人約70～80％具有抗體，甚至有90％的人曾經感染過ＥＢ病毒，人體一旦受到感染後，這種病毒就會終生潛伏在鼻咽的部位，可說是十分普遍的病毒，目前許多研究發現，ＥＢ病毒可能與鼻咽癌、淋巴癌有關。

而它的傳染途徑以唾液傳染爲主，經常發生在青少年身上。而原因在於經由接吻而傳染，所以國外的文獻，常把ＥＢ病毒感染稱爲「接吻病」。但人類體內普遍早已存有ＥＢ病毒，因此無須過度擔心感染。

另外，EB病毒僅能在淋巴細胞中增加繁殖，並將其轉化，而使病毒能夠長期傳代下去。

與EB病毒相關的疾病

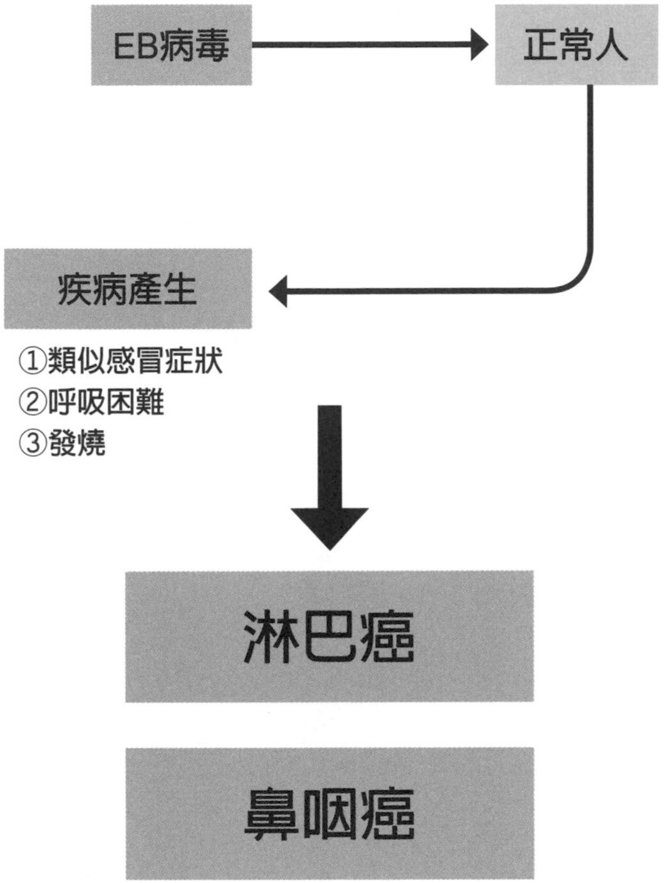

EB病毒並不是一個新的病毒，反而是很常見到的病毒之一，它的形態與其他皰疹病毒相似。目前研究指出EB病毒可能與鼻咽癌、淋巴癌有關。

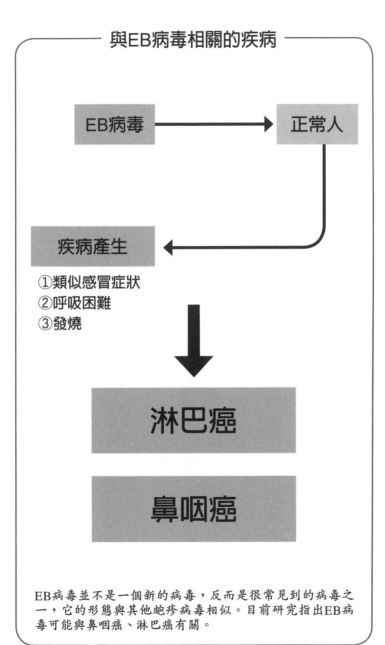

Q EB病毒會引起傳染性單核細胞增多症嗎？

EB病毒是一種很常見的病毒感染。有時候，這種病毒還會跑到口水中，然後藉由口沫傳染給別人。這種病毒會透過感染性唾液來傳播，通常是藉由共用水杯、器皿或食物，或是透過咳嗽、打噴嚏和親吻來傳染。

傳染性單核球增多症（infectious mononucleosis，簡稱IM）是一種由EB病毒感染所引起的感染性疾病，接觸病毒後4～6星期可出現症狀。此病在台灣常見於年幼兒童，多數病童常因無症狀或症狀輕微而不容易診斷。

病毒經由唾液進入鼻咽、口咽或唾液腺的上皮細胞，而在周邊血液抹片中，出現非典型單核細胞，它的數量約爲12000～18000cu.mm.，會有淋巴結增生、脾臟腫大等症狀，甚至造成肝炎，但大多數患者都會自行痊癒。

在第一次感染EB病毒時，大部分都不會出現明顯症狀。一般正常幼兒感染到EB病毒後，症狀通常都很輕微，類似感冒情形。

這些典型症狀包含全身無力、疲倦、喉嚨痛、發燒及食慾不振，扁桃腺會出現紅腫且帶有白色化膿物，而典型症狀患者多半是較大的兒童，尤其是青春期的患者。

但有些人會出現持續好幾天的發燒，而扁桃腺也會異常腫脹且疼痛，可能還會使病童疼痛與呼吸困難。此外，頸部的淋巴結還會發生腫痛，而肝脾也可能發生腫大。還有部分病人，在使用盤尼西林（Ampicillin）類抗生素後會出現斑丘疹，但這些疹子不會危害身體。通常在停藥後，就會消失。有時EB病毒也會造成肝功能的不正常，但通常不會有太大的問題。

這種感染會使得血液裡面的單核球（是一種白血球）數目增加，所以才被稱爲感染性單核球增多症。

感染EB病毒的症狀

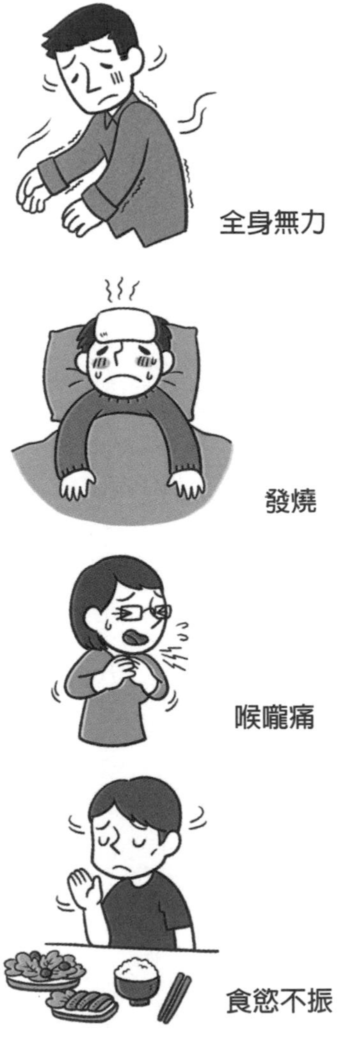

EB病毒會透過感染性唾液來傳播，其症狀與感冒症狀類似，故如有上述症狀發生時，請謹慎找出病因所在。

Q

鼻咽癌與EB病毒有什麼關係？

近年來，許多研究和實驗都證實鼻咽癌和EB（Epstein-Barr virus）病毒感染有密切關係。而大部分角化鱗狀細胞癌和未分化的鱗狀細胞癌也幾乎都有此種病毒的存在。

EB病毒是人類疾病中常見的病毒之一。全世界約有90%的人在兒童時期都曾感染EB病毒，但只有少部分人在成年後發生鼻咽癌。可惜現今我們仍不完全清楚EB病毒的致病原因，也有許多部份待研究釐清，如身體免疫系統如何應對EB病毒等。

在鼻咽癌患者體內可偵測到高含量抗EB病毒的抗體，在放射治療後，未復發的患者的抗體量會降低；而復發的患者，抗體含量則又會再升高。但根據以上的結果，可發現感染EB病毒是判斷早期鼻咽癌最有利的一項指標。

在香港EB病毒又稱爲「接吻病毒」，原因在於傳播途徑多爲唾液交換，因此接吻是最常見的傳播方式。而許多研究報告中均顯示，多數鼻咽癌患者都帶有EB病毒，由此可推斷出EB病毒是導致鼻咽癌的一個重要因素。

除鼻咽癌之外，接吻還會引發一系列的其他傳染病。根據病例顯示，常有20多歲的年輕男女，因接吻而感染EB病毒，引起嚴重咽喉扁桃體炎、頸部與全身淋巴腺腫大等症狀。

另外，EB病毒還有其他感染的傳播途徑，包括飛沫傳染（如打噴嚏和咳嗽）、共用餐具和輸血等。被感染者會出現頭痛、發燒、肝臟腫大、脫水、腹瀉等反應，而該病症通常會持續2～4星期，但若免疫力較差者，症狀會持續更久。

目前多項研究與實驗均發現，鼻咽癌和EB病毒有著一定程度的關聯性。在鼻咽癌患者血清中，對抗EB病毒抗原的抗體會比正常人高，也會比其他頭頸部癌症患者高出許多。

鼻咽癌患者血清中的EB病毒抗體都比一般人高，而從症狀開始到確實診斷時間越久，病人抗體量就會愈高，腫瘤也愈大。但血清中的EB病毒抗體量高，並不一定就是鼻咽癌，還是必須定期做檢查。

簡而言之，鼻咽癌與EB病毒是有一定關聯性的，但真正的確診檢查仍由醫師來鑑定。如果發現自己有異常症狀，請別輕忽並及時就診。

Q 環境致癌因素與鼻咽癌有何關係？

種族的文化背景、生活型態、環境狀況和飲食習慣，都曾被列入探討是否與鼻咽癌發生有關。其中各種刺激性煙和氣體的吸入（如家中使用的蚊香、拜拜柱香、精油等）和環境通風不良或異味等現象，都被視爲致癌因子；醃製品（如鹹魚、鹹蛋、燻肉和發酵製品等）也被視爲釀成癌症的關鍵成因。而喝酒、喝茶、嚼檳榔等習慣，也都曾經被認爲和鼻咽癌的發生有關聯性。雖然這些可能的致癌成因，並非所有都受科學肯定，但都有一定的關聯性。

根據病例顯示，若長期暴露在高濃度的各種煙塵中，得到鼻咽癌的可能性比較高。其中，長期在通風不良的環境中工作，得到鼻咽癌的危險性也比一般正常人高出二倍以上。而室內常見的有毒物質甲醛（俗稱福馬林），若吸入的量越多，得到鼻咽癌的危險性也就越高。

流行病學的統計中，針對台灣鼻咽癌病人之危險致癌因子，分別爲抽菸、ＥＢ病毒感染、嗜食醃製品、基因細胞色素Ｐ５４０酵素（ＣＹＰ２Ｅ１）和人類白血球抗原（ＨＬＡ）。

食物在加工時，會添加防腐劑和人工甘味劑等，但這些可能都是鼻咽癌、胃癌的元兇。而醃製品（如香腸、臘肉和醃肉等）中的亞硝酸鹽，也容易與胺類結合成硝酸胺，它是一種高致癌物。另外，致癌物質部分原因還來自於燃燒的材料，因燃燒的煙中含有多環芳香族碳氫化合物與芳香胺類物質，若長期食用煙燻類食物會導致癌症萌生。

而部分油品經過高溫加熱，也會產生許多環狀芳香族碳氫化合物，而加強突變物質的致癌作用，如沙拉油等。若再加上空氣通風不良，就會容易得到肺癌、鼻咽癌。

環境中其實隱藏著許多的致癌風險，因此平常須多加注意且預防。

甲醛濃度對人體的影響

甲醛濃度（ppm）	對人體的影響
0.1～0.3	最低觸發刺激量，幾乎無感覺到氣味。
0.8	明顯感受到臭味。
1～2	微量刺激性的臭味。
2～3	刺激性臭味，使得眼鼻喉部受到刺激。
4～5	眼部黏膜受到刺激，不自覺的流淚。
10～20	過度刺激的味道，開始有撕裂感的嚴重燒灼感、咳嗽。
50～500	若持續在此環境5至10分鐘內，會開始產生重傷害。

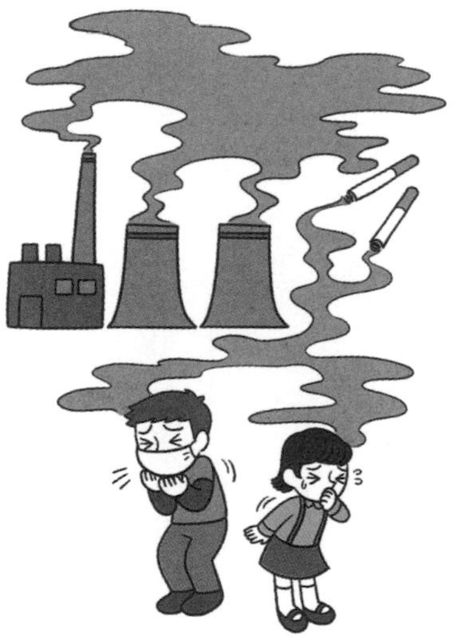

甲醛是室內空氣污染最爲常見的氣體，具有致癌和致畸型物質 。若吸入大量的甲醛，最嚴重會導致肝炎、肺炎及腎臟損害。

Q 吸菸會誘發鼻咽癌嗎？

抽菸導致鼻咽癌的可能性，大部分報告都認爲無關，但也有報告指出，每天吸二十支以上者，患病的比率爲正常人二倍以上，若長期吸菸（大於20年）則會引起鼻咽癌加成倍數的1～2倍。

雖然部分研究認爲鼻咽癌與抽菸、喝酒的關係並不密切，但也有資料顯示，發生在五十歲之後的鼻咽癌，都可能與抽菸有關。

吸菸是本身的行爲，但也有調查顯示，吸入二手菸或三手菸的身體危害，也不容小覷。吸菸者把菸熄滅後的一段時間內，菸霧會在室內建築、物品的表面上和灰塵中殘留有毒物質。而這些有毒的物質，包括尼古丁衍生物、重金屬、致癌物、輻射物質等，都會對人體造成極大的危害。

實例說明：有一位大學生，自己不吸菸，卻被老菸槍的室友所害，前年被診斷罹患鼻咽癌，以往不排斥旁人吸菸的他，對於每天處在二手菸毒害的環境並不以爲意。直到大三時，身體開始出現異狀，最初只是鼻塞，以爲是小感冒或是因爲熬夜念書、玩社團太累了，沒想到後來症狀越來越嚴重，最後竟然咳出血塊，這才到醫院進行檢查，經過診斷後確實罹患了鼻咽癌。

抽菸會影響環境空氣品質的敗壞，特別是在密閉空間。若在通風循環不佳的情況下，吸入體內都會導致癌症風險的提高。然而有研究發現，鼻咽癌和吸菸、吸二手菸、食用醃製品、空氣汙染這些因素有很大的關聯。

另外，男性和女性的鼻咽癌發生比率大約爲二比一，所以這可不是老菸槍才會有的疾病，只要過度接觸惡劣的空氣環境，人人都有可能罹患鼻咽癌。

菸的成分

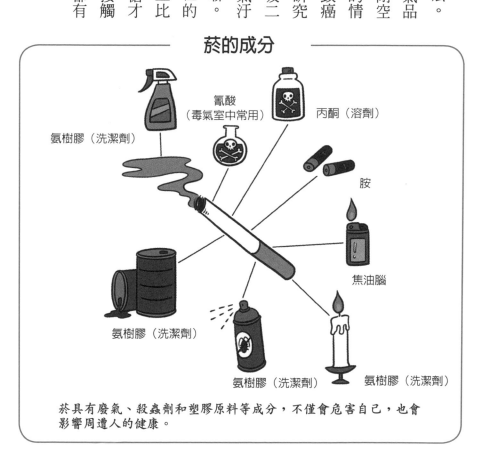

菸具有廢氣、殺蟲劑和塑膠原料等成分，不僅會危害自己，也會影響周遭人的健康。

Q 吃醃製食品會增加患鼻咽癌的危險性嗎？

有部分專家認爲，現代人多數都愛吃醃製食品，特別像是鹹魚、鹹菜、鹹肉、醃菜等類的食品。但他們卻不知道在吃這些美味的食品時，也正爲我們的健康帶來嚴重的危害，長期吃這些鹹魚或醃製類的食品會提高罹患癌症的機率。

因爲這些食品中含有致癌物質「亞硝酸鈉（$NaNO_2$）」，而亞硝酸鈉常用於食品染色和防腐。亞硝酸鈉帶有鹹味，常被用來製造假的食鹽。在空氣中，亞硝酸鈉會被緩慢氧化成硝酸鈉（$NaNO_3$），後者是一種強氧化劑。

這是一種比較強烈的致癌化學物質，而在工業中是用於織物染色的媒染劑；絲綢、亞麻的漂白劑、金屬熱處理劑；鋼材緩蝕劑等用途，但絕對是不能用在於人的身體上。

另外，隔夜的蔬菜中易含有大量的亞硝酸鈉，食用後會和胃內的蛋白質，分解出的產物結合成亞硝胺，容易導致胃癌和

什麼是醃製品、發酵品？

名稱	醃製品	發酵品
定義	利用大量的鹽讓食物的水分流出，達到長久保存食物效果。	透過自然方式，將食物放置在常溫下，自然發酵產生菌種。
常見食物	鹹魚、醃肉和醬菜等	酒、醬油、蠔油、味噌和臭豆腐等

根據研究，長期食用這些醃製、發酵類的食品的人較容易得到癌症。

鼻咽癌。大量亞硝酸鈉可以使人直接產生中毒，而且硝酸鈉在人的體內，也可以被還原爲亞硝酸鹽。亞硝酸鈉在和人體血液起作用，形成高鐵血紅蛋白，而使得血液失去攜帶氧氣的功能，人因此缺氧中毒，更嚴重還會致癌。

發酵食品中，除了含有亞硝基化合物之外，可能還有黴菌的污染，在經過檢測的6種樣品中，檢查出了5種黴菌（毛黴、青黴、芽枝孢黴、灰綠曲黴和白地黴等），其中梅乾菜和豆豉中檢測出多達5種黴菌的菌株，說明了這類食品如果長期習慣食用，會對人體有一定的潛在危害。

如果從小就常吃醃製品、發酵品，長大後得到鼻咽癌比率會大爲增加。而平常就常食用發酵類食物（每週二餐），得鼻咽癌危險度則是正常人的5倍，若常吃醬菜類的食物（每週五餐）危險性更增加爲7倍。所以平常攝取食物最好以新鮮的蔬果爲主，以免導致營養不良，如果維生素缺乏，特別是維生素A和維生素C，也比較容易增加罹患鼻咽癌的機會。

醃製、發酵品中的秘密

常使用的成分		
成分	亞硝酸鈉	黴菌
危害	常用於防腐與染色魚類、肉類等食物。目前研究發現，亞硝酸鈉與肺病的發病率可能存有關聯性。	醃製品中的黴菌種類多元，如毛黴、青黴、芽枝孢黴等。若攝取過多會對身體造成危害，嚴重甚至會導致中毒。

若經常食用醃製與發酵品，患有鼻咽癌危險度是正常人的5～7倍。

微量元素鎳與鼻咽癌有何關係？

經研究發現，有些化學物質與鼻咽癌有關，如多環芳烴類（Polycyclic Aromatic Hydrocarbons，縮寫PAH或PAHs）、亞硝胺類、微量元素鎳等。若食用過多的鹹魚、醃製類食品，也有誘發鼻咽癌的可能性。

根據研究發現，若環境中的微量元素鎳含量較高，鼻咽癌患者頭髮中的鎳含量也會比較高，反之則亦然。由此可見，微量元素的改變可能與鼻咽癌的發生有關。根據動物實驗顯示，硫酸鎳會導致進鼻咽與其他鄰近部位惡性腫瘤的發生，再次說明鎳是促成鼻咽癌的關鍵。

而在環境因素方面，家中或工作場所內是否通風良好，可能也是導致鼻咽癌發生的原因，如長期性吸入刺激性的物質。無論是抽菸或二手菸，還是工業用的鉻、鎳等微量元素，都是誘發鼻咽癌的主要因子。

鎳是人體必需的微量元素，微量元素鎳主要從呼吸道進入人體，但不容易被消化道吸收。當鎳進入人體後，主要由尿液和汗液等排出。但若吸入過量的鎳，則會有致癌作用，造成細胞病變。所以地區含鎳量過高，發生肝癌和鼻咽癌等的發病率也會比較高。

另外，缺血心肌釋放出的鎳會加重心肌的損傷，而引起心臟病。

目前鼻咽癌的病因雖然尚未確定，但環境所引發的鎳、硒等微量元素失衡，已經證實與鼻咽癌有相關。而鎳吸入過多且硒攝入量較少，也可能會引起鼻咽癌發病。

人體所需的常見微量元素

微量元素	功能
鐵（Fe）	增加活力，並補充血液。
氟（F）	防止蛀牙與骨質疏鬆。
鋅（Zn）	提高免疫力，並抗氧化。
銅（Cu）	抗癌化，強化血管與肌肉。
硒（Se）	抗氧化，減輕紫外線傷害。
鎳（Ni）	加強胰島素的作用，並協助製造血液。

微量元素負責構成人體組織、細胞，並發揮特定生理功能的元素。目前已確定必需微量元素有鐵、鋅、銅、鉻、硒、碘、鈷等十九種。

Q 鼻咽癌的高危險族群有哪些？

鼻咽是呼吸道的必經之地，兩邊有耳咽管通過且緊黏鼻竇上方的顱底，因此不容易看到微小的變化。有些人沒有明顯的臨床症狀，但卻屬於高危險群，因此也應該注意有無鼻咽癌的症狀產生。根據病例顯示，以下這些類別為鼻咽癌的高危險族群：

1. 種族：鼻咽癌幾乎是黃種人的特有疾病，白種人較少患有此病症。
2. 遺傳：家族的癌症病史。
3. 食物：常食用煙燻、醃製的食物者較容易罹患。
4. 病毒：Epstein-Barr（簡稱ＥＢ）人類皰疹病毒會導致鼻咽癌。
5. 綜合（如環境、習慣等）：空氣污染、水質污染、抽菸、吃檳榔等因素都是可能原因，但仍無明顯的證據。

醫學研究發現，罹患鼻咽癌的患者中，有將近五成帶有鼻子過敏的症狀。關於這個現象，醫師推論若長期讓鼻子處在過敏、發炎的狀態下，很容易引發癌症病變，因此呼籲民眾除了平時避免接觸過敏原，以預防鼻子過敏。如果症狀嚴重時還須用藥物來緩解，否則會成為罹患鼻咽癌的高危險族群。

家長們平時就要注意孩子的身體狀況，避免受到鼻咽癌的侵害，尤其當小孩開始出現反覆發燒和淋巴結腫大症狀時，一定要提高警覺且注意疑似鼻咽癌的徵兆，儘早把鼻咽癌的危害去除。

專家提醒，由於小孩體質較弱，因此很容易受到病毒感染與天氣影響，而最常發作的疾病就是慢性鼻炎、咽喉炎等，年齡通常都在5～10歲區間，若不加以注意，時間久了就會有鼻咽癌的危險。一旦出現以上症狀要盡快到醫院做詳細的檢查，確認是否爲鼻咽癌。

小時候常吃豆類發酵製品、燻肉的人，得到鼻咽癌也較高，這可能與亞硝基胺有關。

如果缺乏維生素，尤其是維生素A和維生素C，罹患鼻咽癌的機會也會跟著增加。新鮮的蔬果中，如綠色與黃色蔬菜、紅蘿蔔、雞蛋、牛奶等，這些蔬果都含維生素，只要均衡的攝取吸收，仍可以有所幫助。

鼻咽癌的高危險因子

遺傳	飲食	環境
病毒	生活習慣	種族

可能患者會沒有明顯的症狀，但若有以上這些因子，仍須多加注意。

Q 鼻咽癌病理肉眼觀察能看到什麼？

其實透過肉眼也能看到鼻咽癌的病症，但須採用鼻後鏡或室內視鏡檢查。其中「黏膜下浸潤型」較不容易被看見，因此須藉由電腦斷層或核磁共振才能檢查。

鼻咽癌較常發生於鼻咽頂後壁的頂部，其次爲側壁，而發生於前壁及底壁者極爲少見。鼻咽癌的形態一般分爲4種類型，以下爲類型的簡易解說：

1. 結節型：占41.8％。這種腫瘤呈結節狀或腫塊狀，是最常見的類型。
2. 菜花型：占17.5％。這種腫瘤呈菜花狀，血管豐富，並且血管容易出血。
3. 潰瘍型：占2％。此類腫瘤邊緣隆起，腫瘤中央常壞死。
4. 黏膜下浸潤型：占27.8％。腫瘤向腔內突起，但表面常有正常的黏膜組織覆蓋。
5. 其他分型不明的，占10.9％。

通常「結節型」與「菜花型」腫瘤較容易突出鼻咽腔內，而其餘類型的腫瘤多在黏膜下層生長。腫瘤會侵入鼻腔、口咽部，並接向上方擴展，直接破壞顱底骨和顱神經。醫師會依照上述四種鼻咽癌的型態來進行治療，故腫瘤的型態對醫師來說也是相當重要的判斷依據之一。

鼻咽癌的四種型態

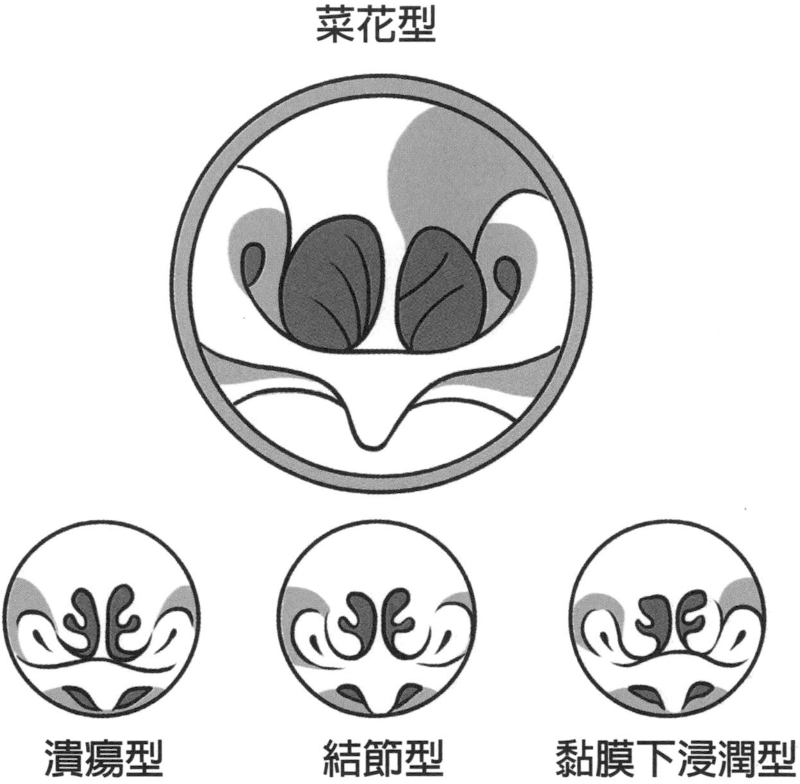

鼻咽癌可大略分爲4種類型其中以「菜花型」、「結節型」較爲突出。若有鼻炎症狀的患者，請及早就醫並確認是否有鼻咽癌的疑慮。

Q 鼻咽癌的擴散途徑有哪些？

鼻咽癌是一種很常見的惡性腫瘤疾病，早期鼻咽癌患者通常無症狀，因此多數患者發現時都屬晚期了，也來不及及早治療。鼻咽癌在進入晚期時，癌細胞容易透過血液和淋巴等途徑擴散到其他器官中，一旦癌細胞出現轉移，治療會帶來很大困難。鼻咽癌的擴散途徑，可以藉由下列幾種：

一、淋巴道轉移

淋巴道轉移是癌症最常見的轉移方式，是指侵犯的瘤細胞穿過淋巴管壁，脫落後隨淋巴液被帶到匯流區淋巴結，並以此爲中心生長出同樣腫瘤的現象，約有半數以上的鼻咽癌患者，都是以頸部淋巴結腫大就醫。

但也有例外的情況，有部分的患者是走近路繞過途徑中的淋巴結直接向比較遠的淋巴結轉移。臨床上稱這種轉移的方式爲跳躍性的轉移。

這些特點會增加了腫瘤轉移的複雜性，使臨床上出現一些難以尋覓到原發病灶的淋巴結轉移癌。

二、血液轉移擴散至器官

像這種轉移方式是透過血液循環系統，鼻咽癌晚期擴散是較常見的現象，依不同的擴散部位，而治療方式也會存著一定的差異性。

肝臟是各種惡性腫瘤、轉移癌的好發部位之一。肝轉移是指非肝臟內的原發腫瘤，也可經由血液或是淋巴的途徑轉移到肝臟。

肺部轉移一般是指惡性腫瘤發生惡化，轉移到肺部。肺是全身血流的必經所在地，它豐富的毛細血管床是一個高效的過濾器，於是成爲各種惡性腫瘤轉移的好發部位。

骨轉移一般症狀爲骨頭疼痛等，肺轉移的症狀爲呼吸困難、咯血等，而肝轉移是爲肝臟區塊疼痛、黃疸等。

三、擴散至「卵圓孔處」

鼻咽癌晚期腫瘤向上擴展可侵犯並破壞顱底骨，並破壞蝶鞍且侵犯顱底，再由此侵入顱內，造成骨質破壞、腦神經侵犯或受壓，其中以第III、IV、V、VI對腦神經最爲常見。

鼻咽癌易擴散的部位

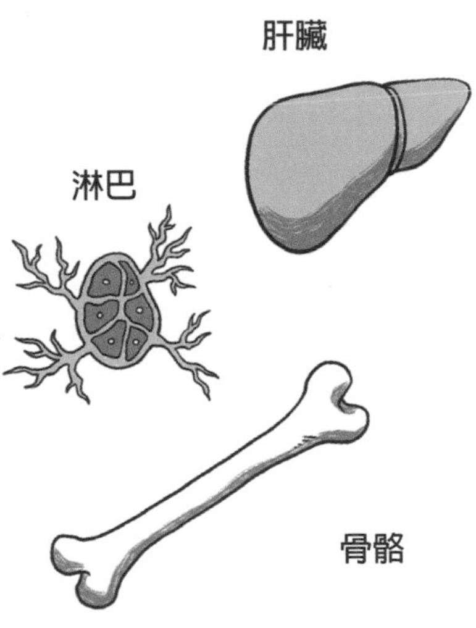

鼻咽癌會擴散到周圍的淋巴腺，而轉移至身體的其他部位。其中最常轉移的部位即爲肝臟。

Q 鼻咽癌的臨床分期是什麼？

鼻咽癌診斷須經過鼻咽腫瘤切片，再進行病理檢查才能確定。在確診之後，仍須先判定病症的臨床分期，再進行治療。

鼻咽癌的癌症分期（TNM）主要可分為四期。T代表原發腫瘤在鼻咽部位向四周擴展的程度，並依大小及範圍分為四期（T1～4）；N代表頸部淋巴結轉移的有無、大小及位置的高低；M代表有沒有遠端轉移。

另外，T分期的判別須依據電腦斷層掃瞄攝影或磁振造影檢查的影像結果；N分期主要是經由耳鼻喉科的專業醫師的觸診，並參考電腦斷層掃瞄攝影或磁振造影檢查來加以判定。而M的分期必須藉由胸部X光、骨骼同位素掃瞄及腹部超音波等結果，以判別癌細胞是否轉移至其他部位。

TNM（Tumor-Node-Metastasis）分期系統是為國際間普遍接受的腫瘤分期系統，目前已經更新到最新的第七版，主要的分期別如下表：

判別病期的三要素（TNM）

腫瘤大小(T)	T1：腫瘤局限在鼻咽部內。
	T2：腫瘤由鼻咽部向外伸展至口咽部或鼻部。有無鼻咽旁侵犯。
	T3：腫瘤侵犯到顱底骨骼或鼻竇內。
	T4：腫瘤侵犯到顱內、腦神經、顳下窩(infratemporal fossa)、下咽部或眼窩。

頸部淋巴結(N)	Nx：淋巴結無法判定。
	N0：無頸部淋巴結轉移。
	N1：單側頸淋巴結轉移，淋巴結最長徑小於6公分，無鎖骨上窩轉移。
	N2：雙側頸淋巴結轉移，淋巴結最長徑小於6公分，無鎖骨上窩轉移。
	N3：有任一淋巴結等於或超過6公分，又或鎖骨上窩有淋巴結轉移。

遠端轉移(M)	Mx：遠端轉移無法判定。
	M0：無遠端轉移。
	M1：有遠端轉移。

醫生會依據上述三要素判別病期，並給予最恰當的治療方式。

Q 鼻咽癌為什麼不易早期發現？

鼻咽癌是發生在鼻咽黏膜的上皮細胞，早期病患多沒有明顯症狀，因此容易忽略病情。但隨著病況的發現，腫瘤病變組織會開始向四周圍擴展，瘤體的表面開始有潰爛破裂、出血的情況，因此會出現像流血現象或鼻咽分泌物內中帶有血絲或小血塊，也有些人會出現流鼻血或因腫瘤阻塞了後鼻孔和咽鼓管口，進而出現鼻塞、耳鳴、聽力下降等的症狀。

有些病人可能還會出現頭痛的症狀，但這種頭痛通常偏向頭部單一側，疼痛部位固定且持續疼痛，而這種頭痛的狀況通常比耳鼻症狀還更早出現。

鼻咽癌是頭頸部癌症中第二個常見的癌症，僅次於口腔癌，大約佔了40％，但治療效果並不差，平均5年的存活率有超過7成，如果能早期發現，那第一、二期病患的平均五年存活率更是高達9成以上。

就是因爲初期症狀都不明顯，而目前也還未研發出任何篩檢來預防，通常都是因淋巴結腫大，而使鼻子塞住或影響視力時，才發現鼻咽癌的萌生。但此時大多已經發展到中、後期了，所以很難能早期發現。

但這些症狀不是鼻咽癌病人的特有症狀，其他非癌症疾病也常會出現，並被誤是感冒、火氣大，進而延誤治療佳機，也常在未發現是鼻咽部長出惡性腫瘤前，癌細胞早已轉移到其他部位，因此造成許多早期鼻咽癌病患被誤診或漏診，無法早期發現、早期治療。

如果出現流鼻血和類似感冒的症狀，如流鼻涕、咳痰等，持續一段小時間且沒有好轉，或是平時不常感冒的人，卻連續感冒好幾次，此時就要有所警覺且最好盡快到醫院做檢查。像成年人常見的中耳積水或耳朵有悶塞感、單側耳朵出現了耳鳴現象、聽力變差等症狀，都可能是鼻咽癌的徵兆之一，千萬不可掉以輕心而輕忽它。

鼻咽癌早期的徵兆

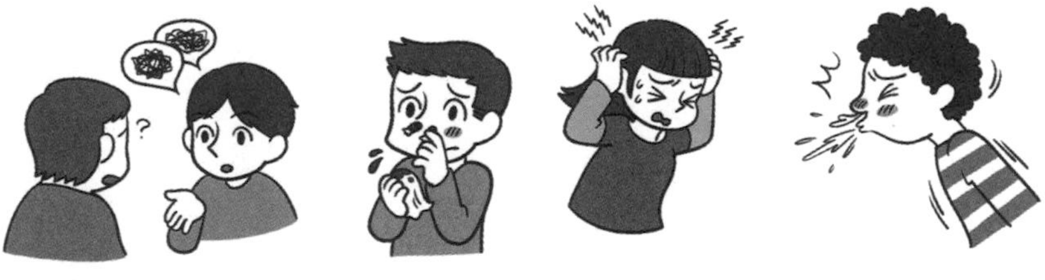

耳鳴／聽力下降　　流鼻血　　頭痛　　類似感冒症狀

鼻咽癌不易發現，因此若出現上述的症狀，則須特別注意。

Q 兒童會患鼻咽癌嗎？

小兒血液腫瘤科醫師曾指出，兒童也會罹患鼻咽癌，家長如果發現兒童突然鼻塞且總是治不好，甚至出現流鼻血、口水夾雜血絲、耳鳴或聽力減退，此時都應該送醫診治，以免延誤治療的最佳時機。

根據臨床經驗，兒童罹患鼻咽癌第一、第二期病患接受放射線治療後，存活率仍有70～80％；第三、第四期病患接受放射線、化學治療後，存活率也有40％。

另外，也有研究報告指出，如果在兒童時期長期食用鹹魚，會大幅增加罹患鼻咽癌的可能性。但此研究機構也強調，這並不是說食用鹹魚就一定會得鼻咽癌，而是如果在兒童時期經常吃鹹魚，則會讓得鼻咽癌的比率大大地增加，所以還是盡量少吃或完全不吃，以避免罹癌的風險。

根據專家的推測，鹹魚是經由高濃度鹽所醃製的食品，而在製作過程中並沒有脫水這一個步驟，因此過程中會生成一些亞硝基化合物。而這些亞硝基化合物，例如亞硝基二甲胺，在體外實驗中都出現了致癌性，由此可見其關聯性。

與感冒症狀類似的鼻咽癌

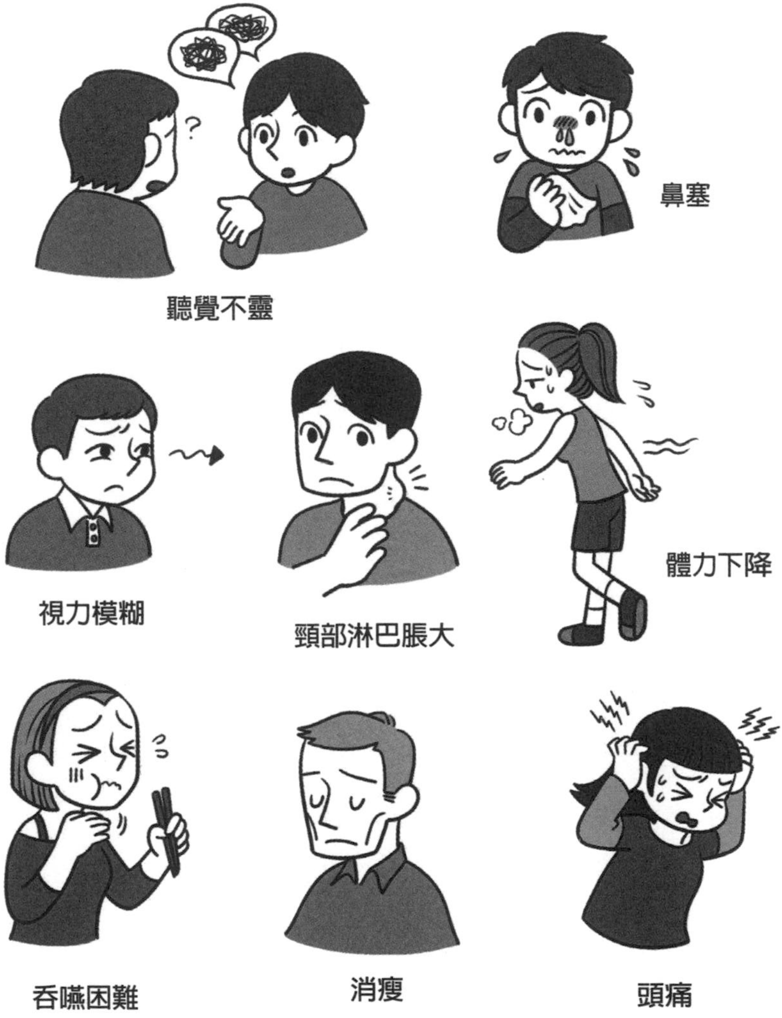
聽覺不靈
鼻塞
視力模糊
頸部淋巴脹大
體力下降
吞嚥困難
消瘦
頭痛

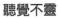

成人和兒童都有罹患鼻咽癌的可能性，因此需特別注意類似感冒症狀。

Q 如何爭取早期發現和早期診斷鼻咽癌？

通常早期的鼻咽癌患者，除極少偶爾有耳鳴、涕中帶血外，一般大都無明顯症狀。鼻咽癌患者的症狀有鼻塞、涕中帶血、中耳炎、耳鳴、視力減退、眼外展運動障礙、複視、偏頭痛、牙痛、發熱、聲音沙啞、頸部淋巴結腫大，以及由遠處轉移所引起的相應症狀等。

另外，由於鼻咽癌的發生位置較特殊且症狀複雜，因此早期診斷則需患者提高警覺，隨時注意下列幾點的可疑症狀：

1. 側頸部淋巴結有逐漸增大的腫瘤或是硬塊，腫大淋巴結最先出現在上頸部，尤其是下頷骨的後方（耳垂後方的區域），之後會漸漸轉往下頸部、鎖骨上窩發展。而淋巴結剛開始是單一個，之後會變爲多個，但通常不帶有痛感。
2. 口鼻常滲出血，或擤鼻涕時帶有血絲，約四分之三的患者都有此症狀，多數人在清晨洗漱過程中，用力回吸鼻咽分泌物時，就會出現帶血絲的現象。
3. 持續的單側耳鳴、耳痛或聽力下降，一側耳朵出現上述症狀，而且進展比較快時都應該要高度重視。

4. 鼻腔長期被堵塞，即爲鼻塞。若出現單側性鼻塞，而且日益加重時應該高度警惕。
5. 約四分之一患者會有持續性偏於單一側不明原因的頭痛。
6. 不明原因的眼球內斜、複視重影、上眼瞼下垂，或臉部知覺麻痺。若頭痛觸同側出現臉部皮膚感覺到麻木、刺痛或有小蟲爬行的感覺，且麻木範圍逐漸擴大或加重，可能導致張口困難、咀嚼無力等。
7. 家族中有癌症病史，如有鼻咽癌的病史，則更需特別注意。
8. EB病毒血清學診斷據有下列情況之一者，可以認爲是鼻咽癌的高危群：
(1) IgA / VCA抗體滴度1:80。
(2) 在IgA / VCA，IgA / EA和Dase三項指標中，任何兩項爲陽性者。
(3) 此三項診斷有任一診斷數值上升中。

Q 為什麼要重視有家族史的患者？

鼻咽癌家族病史是目前罹患此病的關鍵之一。根據在發病因素的調查中，鼻咽癌患者顯示出有高度癌症家族史的特點。

家族中如果有人罹患鼻咽癌，則自己患有鼻咽癌的機率是正常人6～10倍；若是一等親罹患鼻咽癌，罹患鼻咽癌的機率則是一般正常人60～100倍，這與遺傳基因、環境、生活習慣不同，都有一定的關聯性。

鼻咽癌有家族遺傳傾向，患者的一等親比一般人多出16倍的機率罹病（各種統計論文數據不盡相同），因此建議抽血檢查且定期檢查鼻咽腔，約每年一次爲宜。至於會不會得其他癌症，目前研究沒有證據及傾向。

鼻咽癌最常見因素即爲家族聚集現象。中國海南有一個家族，兩代共有49人，後來確定患有鼻咽癌的有13人。也有人做過追蹤調查，住在沿海地區的人移民美國後，後代鼻咽癌發病率仍然高於總人群，這說明遺傳因素在鼻咽癌病發率中有一定的作用。

家族病史的影響力

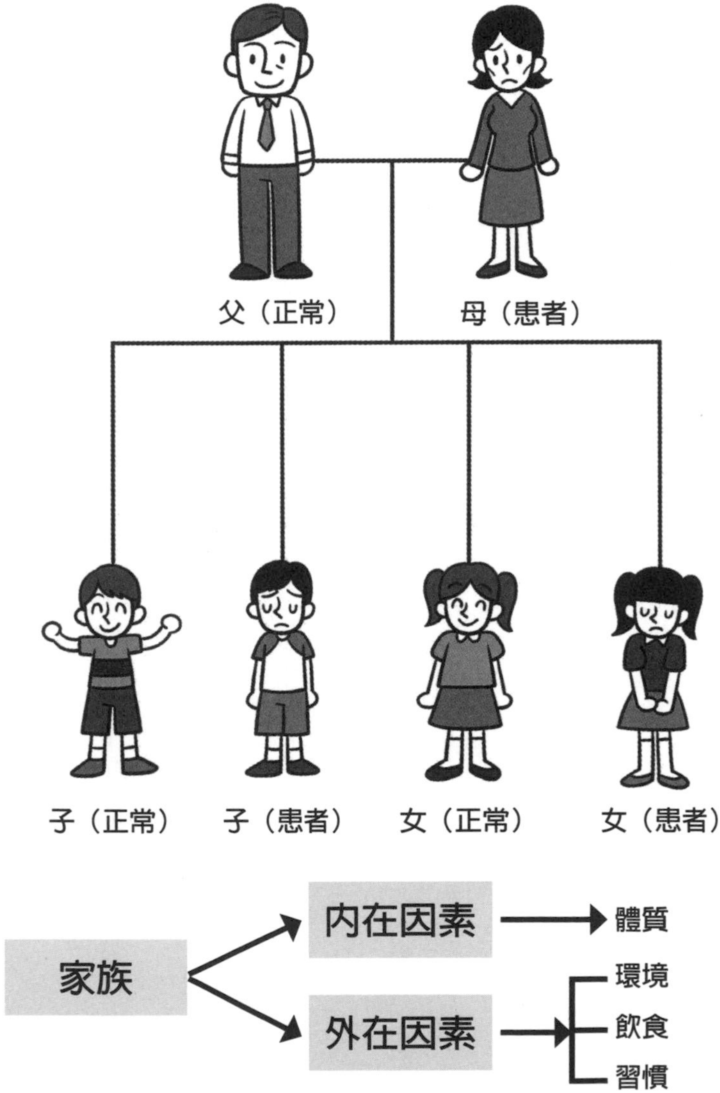

根據調查，鼻咽癌有著高度遺傳的現象，也與生活環境等因素有關。

Q 定期複查鼻咽部能發現早期鼻咽癌嗎？

電腦斷層攝影（Computed Tomography，簡稱CT），在臨床上是診斷鼻咽癌時最常用的方法之一。但很多有鼻咽癌疑似症狀的朋友都有這樣的疑問，單獨使用CT眞的可以發現鼻咽癌嗎？其實爲了可以更精確的檢查鼻咽癌，一般情況下並不會單獨用CT檢查鼻咽癌。以下介紹鼻咽癌CT檢查的相關知識，以供讀者參考：

一、咽部周邊軟組織、間隙的改變檢查

鼻咽癌是侵襲性較強的腫瘤，容易向四周組織間隙蔓延擴展，侵入四周軟組織和它的間隙。在臨床病例中，對於原發性的病灶，幾乎都是向鄰近組織結構發展出不同程度的病變擴展現象，這也是頭頸部腫瘤所共有的特點。

二、腫瘤的顱底侵犯及顱內蔓延成度的檢查

鼻咽腔位在顱底骨的下方，而鼻咽癌若向深層侵犯可延伸到顱底骨，並同時往顱內發展侵略。

醫學文獻指出，鼻咽癌顱底破壞程度及顱內侵犯的發生率分別爲31.3％和12.2％。所以一旦腫瘤發生顱底或顱內侵入，在臨床分期就屬於Ⅳ期，而及時發現且進行有效治療，對於改善預後非常重要。

三、鼻咽癌CT檢查的局部表現

中晚期鼻咽癌（Nasopharyngeal Carcinoma，簡稱NPC）的局部表現，主要是鼻咽壁軟組織會增厚、腫塊形成，腫塊CT平掃爲等密度。鼻咽腔會變形、不對稱性的變窄或是閉塞；在早期病變可只見單一側咽隱窩變平、消失或是鼻咽頂後壁局部軟組織增厚，而它的厚度小於12mm，可能也會呈現小隆起的狀態。

而後腫瘤在黏膜下浸入了異常細胞並向四周發展，通常只有軟組織增厚的早期病變CT容易漏診，可再進行CT動態增強或核磁共振攝影（又稱爲磁振造影，magnetic resonance imaging，簡稱MRI）增強檢查或密切追蹤。

進行CT檢查鼻咽癌，可以幫助患者更早發現鼻咽癌的存在，而鼻咽癌最佳的治療時期也是在早期，因此醫師一再地提醒，民眾應定期至醫院進行身體檢查，這也是能早期發現疾病徵兆的方法之一。爲了身體的健康，最好養成定期進行身體檢查的習慣，避免延誤鼻咽癌病情或其他疾病就醫，甚至增加患者的身體負擔且增加經濟負擔，這樣對各方面都是非常不利的。

PART 2

鼻咽癌的症狀

Q 鼻咽癌的臨床表現有哪些？

臨床上鼻咽癌是我們常見的惡性腫瘤之一，它所帶給病患的危害非常嚴重，在世界各地有許多的國家和地區都有發病的案例。

大多數人對鼻咽癌的臨床表現都比較陌生，因此當疾病來臨時，往往還被蒙在鼓裡。如果不能及時結合鼻咽癌的臨床表現，就有可能會造成病患的病情加重，所以我們更應該多瞭解鼻咽癌的臨床症狀，並且要多多和醫生配合檢查與治療。

鼻咽癌的臨床表現相當多元，在此列出常見的症狀：

1. **鼻塞：**鼻塞是鼻咽癌的臨床表現之一，大多表現為單一側鼻塞，但當鼻咽腫瘤增大時，才可能出現雙側都有鼻塞。
2. **單耳的耳鳴或重聽：**因為癌腫壓迫到咽鼓管，因此經常會出現耳鳴的現象，或是耳朵暫時聽不見、中耳積水等症狀。
3. **涕血和鼻出血：**涕血是鼻咽癌的早期症狀，即為鼻涕中帶有血，或是表現出口中回吸出帶有血絲的鼻涕。一般的鼻中膈、鼻前庭流血量可多可少，通常只是鼻水中略帶血絲或是咳痰時有血絲。但若血絲呈現暗紅色或帶血塊時，應該盡快就醫檢查。涕血的情況最常發生在早晨起床後，但由於涕血的量通常不多，因此常會被患者所疏忽，並誤認爲是鼻炎或鼻竇炎，甚至被當作咳血而到內科去就診，其實這些都屬於鼻咽癌的臨床表現之一。

4. **頸部腫瘤：**不明的原因頸部腫瘤，尤其是長在耳垂下方、上頸部兩側邊，而且不痛不癢。如果達三星期以上，仍未消腫就要懷疑是鼻咽癌。

5. **眼皮下垂、臉部麻木、嘴角歪斜一邊、呑嚥困難、聲音沙啞：**即爲可能因癌細胞侵犯顏面的神經，而導致臉麻、嘴角歪一邊等現象。

6. **複視：**由於癌腫瘤已經侵犯外展神經，常會引起向外視物呈現雙影。當滑車神經受侵犯時，常會引起向內斜視、複視，甚至與三叉神經同時受到損壞。

7. **頭痛：**可能因腫瘤的癌細胞已侵入顱骨底，且侵犯腦神經的表現，晚期常因腫瘤侵犯眶內或顱底神經，而有較劇烈的偏頭痛。

8. **鼻咽鏡檢查：**可以見到鼻咽癌出現菜花樣腫瘤物，顏色呈灰白色，表面粗糙或有潰瘍，容易出血等症狀。

9. **遠處轉移：**鼻咽癌的遠處轉移率約在4.8％～27％之間。遠處轉移是鼻咽癌治療產生失敗的主要原因之一。最常見的轉移部位是骨髓、肺臟、肝臟等，有時也會多種器官同時轉移。

10. **舌肌萎縮和伸舌偏斜：**當鼻咽癌直接侵犯或淋巴結轉移到莖突後區時、舌下神經管，進而造成舌下神經受侵入，就會引起伸舌偏向某一側，並伴隨病側舌肌萎縮。

11. **鼻咽癌合併皮膚炎：**惡性腫瘤與皮肌炎的關係目前尚未確定，但皮肌炎病人的惡性腫瘤發生比率高於正常人的5倍。國內多宗鼻咽癌病例顯示，皮肌炎患者有須進行仔細的全身檢查之必要，才能及早發現隱藏的惡性腫瘤且治療。

12. **隱性鼻咽癌：**頸部淋巴結腫大，經過診斷證實爲轉移癌，但對各個可疑部位，進行多次檢查或檢驗，仍然未能發現原發病灶，因此稱爲頭頸部（鼻咽）的隱性癌。

若出現上述的這些症狀，讀者應該多加注意，並及早至醫院進行檢查，以釐清問題所在。早期的鼻咽癌多半因症狀類似感冒，而延誤病情就醫，導致患者的症狀加重且經濟負擔也跟著增加。千萬要記得早期發現「鼻咽癌」，才能擁有較高的治癒率。

鼻咽癌的臨床表現

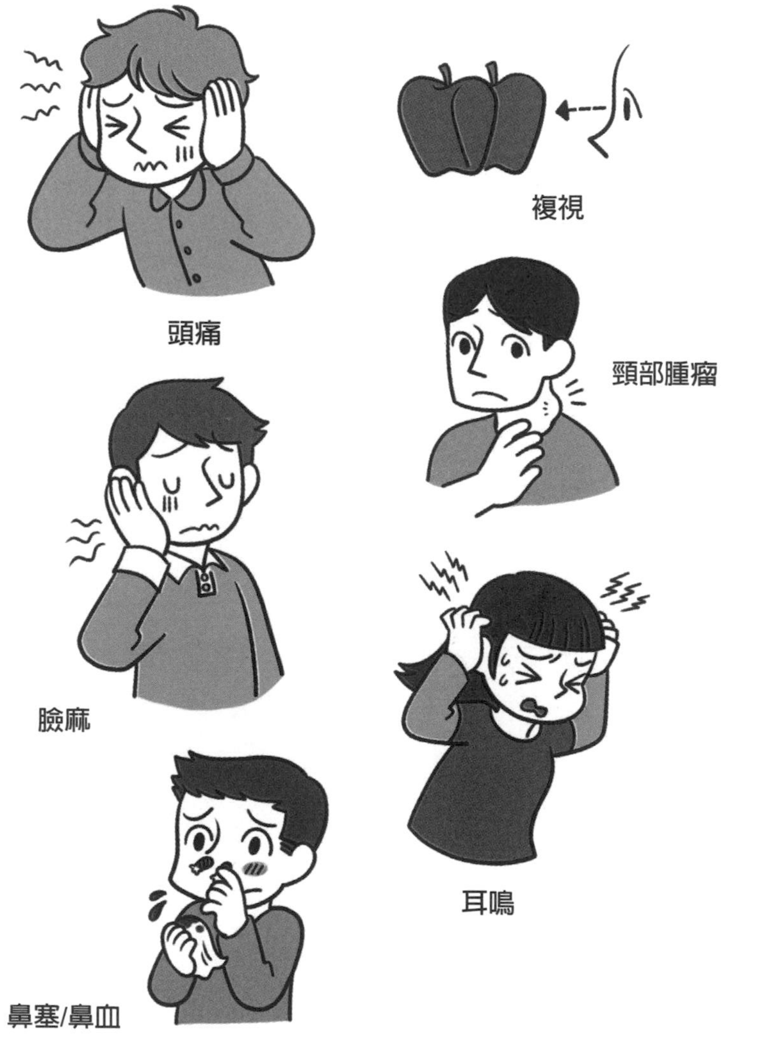

若出現以上症狀時，請勿輕忽爲小問題或單純感冒、過敏症狀，這很有可能是鼻咽癌所傳達的警訊。

Q 經常鼻塞又不是感冒，會是鼻咽癌嗎？

從鼻咽癌這個疾病我們就可以知道，它的發病症狀與鼻子息息相關。鼻塞是鼻咽癌的早期症狀，大多表現爲單側鼻塞。而鼻塞幾乎是每一個人都曾有過的經驗，不論是輕微的感冒、鼻子過敏、鼻中隔彎曲、肥厚性鼻炎、慢性副鼻竇炎、鼻息肉，甚至是嚴重的鼻部腫瘤、鼻咽癌，這些病症或多或少都可能會有鼻塞的症狀。

正因爲鼻塞的原因相當的多，確實有尋找耳鼻喉科醫師做詳細的深入檢查之必要，爲了確診有時還得利用鼻內視鏡、照X光片或高解析的電腦斷層，並依病情的需求，進行最爲適當的治療方式。

常有患者問我，鼻咽癌會一直鼻塞嗎？其實在鼻咽癌臨床的表現中，的確有鼻塞的症狀，因此如果一直鼻塞沒有得到完善的解決，甚至持續出現鼻塞、耳閉、耳鳴、面部麻木、複視、上瞼下垂等症狀，那就要及時地至醫院進行診斷。

鼻咽癌最常見症狀就是頸部腫塊，因爲這通常是癌症轉移到淋巴結時所引起的，大多數患者都不會痛，但若腫塊逐漸變大時，部分患者則會出現長期鼻塞、流鼻血或咳痰時略帶血絲、耳朵有悶漲感及中耳積水等。

癌腫瘤堵塞後鼻孔即會出現鼻塞的現象，而當腫瘤比較小時，鼻塞的狀況也會比較輕微；而腫瘤長大，則會使鼻塞加重。通常多爲單一側邊性的鼻塞，若腫瘤堵塞雙側後鼻孔，則會出現雙側邊性的鼻塞。

鼻塞，除了呼吸不順暢之外，也會造成注意力不集中、頭昏頭暈、打鼾、失眠等，進而影響生活及健康。由於鼻塞原因相當的多，治療方式也各不相同，有必要時一定要找耳鼻喉科醫師進行詳細的檢查，以診斷和適當的治療，千萬不要因爲症狀輕微就毫不在意，因而延誤治療黃金時期，甚至相信誇大不實的廣告或偏方治療，這樣反而會造成無法挽救的副作用而遺憾終身。

解析鼻塞

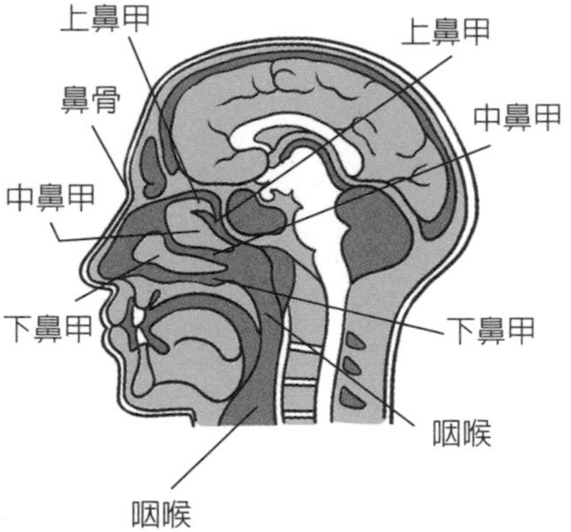

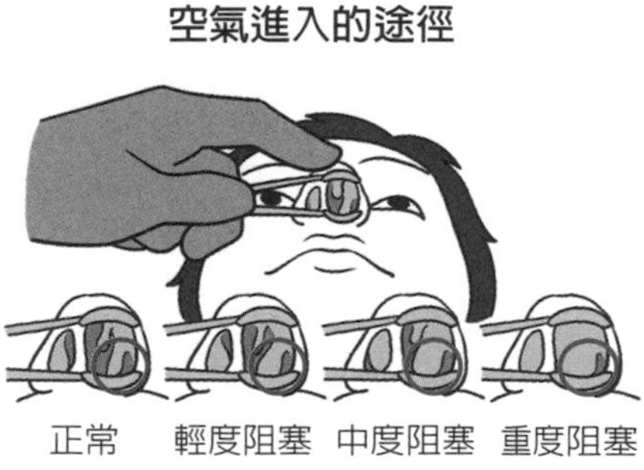

鼻塞的時候最令人困擾了，如果能分辨自身的情況，可減緩症狀的不適感。但鼻塞問題若一直沒改善的話，仍建議及早就醫。

Q 經常耳鳴會不會是鼻咽癌？

在日常生活中，很多人都有耳鳴的現象，但引起耳鳴其實有很多的原因。其中腫瘤科癌症專家經常警惕耳鳴有可能會病變成鼻咽癌，因此需要自身提高警覺。

當你發現自己鼻涕中帶血、頸部出現了腫塊，多數人就會懷疑是不是得了鼻咽癌。因為根據病例顯示，5%的鼻咽癌患者會有頸部淋巴腺腫大的情形、單側耳朵悶塞感持續2週以上、中耳積液、鼻塞、鼻涕中帶有血絲或有複視等病症。其實罹患鼻咽癌的另一個重要症狀，是不明原因的單一側出現耳鳴，但往往卻都不重視，進而延誤了診斷和治療。

根據統計，在鼻咽癌就診人數中，約有半數的病人都有耳鳴現象。而病患的耳內聲響皆因人而異，有的人覺得像蟬鳴、蟲叫，有的像風聲、機器轟鳴聲不等。另外，季節轉換也容易有過敏性鼻炎、鼻塞、打噴嚏、流鼻水等情況，並帶有耳朵悶塞感。

「耳鳴」是指患者在沒有外來聲音的刺激下，耳中卻可以持續或間斷聽見不同頻率的聲音。

而大多數的耳鳴患者都屬於「自覺性耳鳴」，也就是只有患者自己聽得到這種「異常聲音」，因此旁人很難理解其困擾。另外，也有少部分的耳鳴屬於「他覺性耳鳴」，也是就說醫師可以透過醫療儀器或耳朵，聽到患者所聽到的耳鳴聲。這種「他覺性耳鳴」常見原因爲血管性疾病和肌肉性疾病所造成的脈動性耳鳴、痙攣性耳鳴。

人的鼻咽部與中耳腔之間，有左右兩根相通的管道名爲咽鼓管（歐氏管），它可以調節中耳腔內的壓力，並保持鼓膜內外壓力的平衡。

鼻咽癌通常發生於咽鼓管開口的周圍，並堵塞鼻咽部側壁的咽鼓管開口，而患者通常帶有病側耳鳴且會逐漸加重、伴有聽力下降。

耳朵的構造

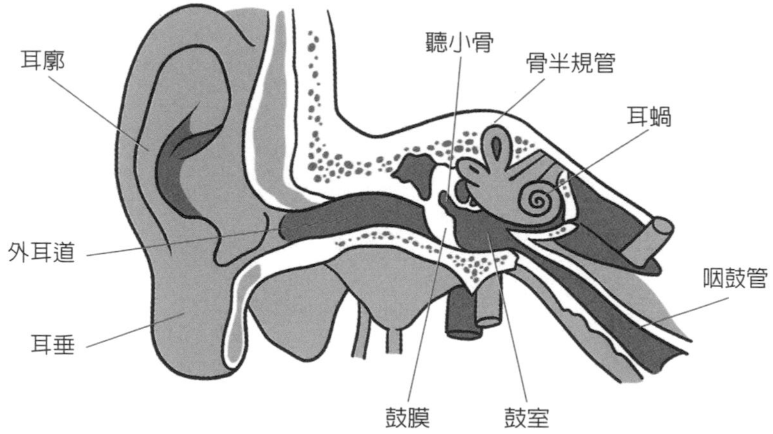

由於器官位置的地緣關係，因此當鼻咽出問題時，耳朵也容易出問題。若能瞭解耳朵的基本構造，可更易理解問題所在。

Q 反覆鼻涕中帶血，是否有可能是鼻咽癌？

在日常生活中偶爾會有「鼻涕中帶有血絲」的現象，特別是在天氣比較乾燥時，通常會以爲過幾天自己就好了，但病情卻越來越嚴重。此情況若不是偶爾才發生，而是反覆多次出現且有加重的趨勢，同時還可能伴有耳鳴、聽力減退、耳塞等症狀，尤其是中年以上的人，即可能是鼻咽癌的早期症狀。

此處情形是指清早起床後，第一口痰或是擤鼻涕時，可以見到鼻涕中有血絲相混其中，但出血量不多，顏色是暗紅或是淡紅色，與刷牙後帶點血絲不同。由於鼻黏膜暴露於空氣之中，而鼻中隔前端黏膜中，有5條小動脈匯集且組成一個血管網。當天氣比較乾燥時，鼻黏膜就會有些微小的破裂，於是出現鼻涕中帶有血絲的症狀。

曾經有一位鼻腔惡性腫瘤的病人，在求診時向我表示鼻子會長時間流「紅色」鼻涕，有時還會合併大量「流鼻血」，同時也有長期鼻塞的現象，鼻子也會疼痛及出現麻木的感覺。後來診斷發現病理報告是「鼻腔惡性鱗狀上皮癌」，再進行鼻部電腦斷層攝影時，顯示癌腫瘤已侵犯顱底，而鼻骨及鼻中膈皆已經遭受破壞。由此案例可發現，「鼻涕中帶有血絲」也是不容忽視的症狀之一。

流鼻血的處理措施

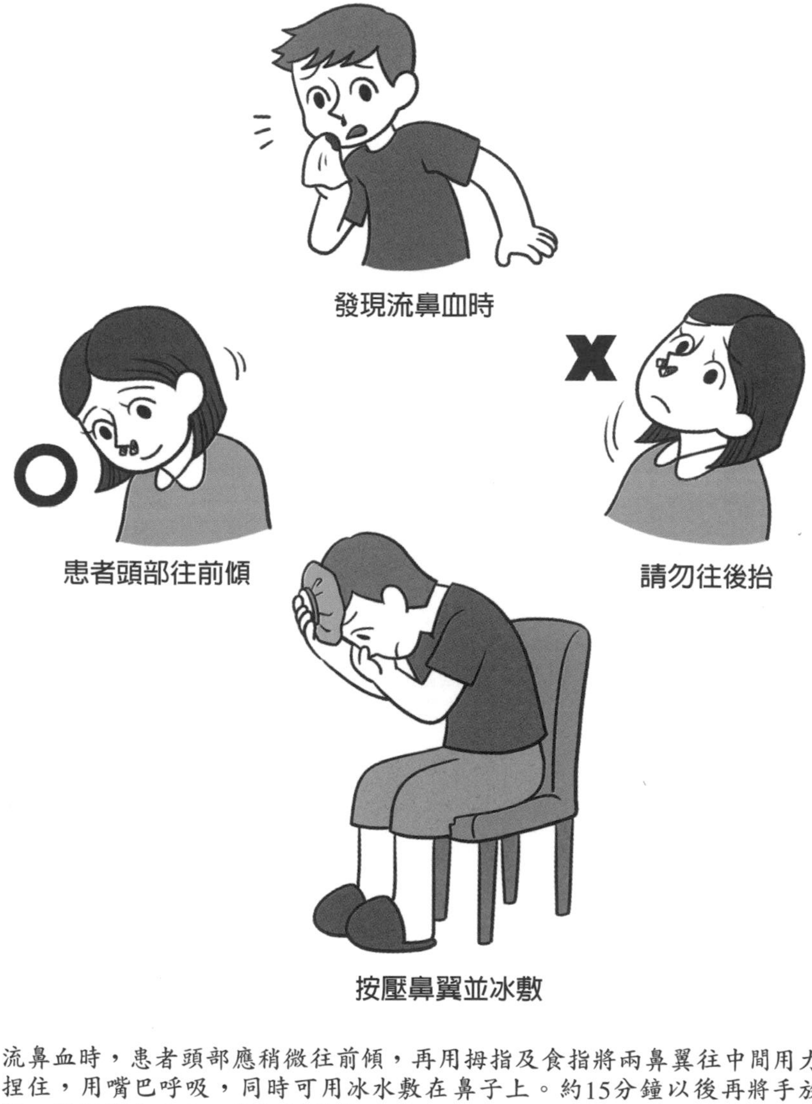
發現流鼻血時
患者頭部往前傾
請勿往後抬
按壓鼻翼並冰敷

流鼻血時，患者頭部應稍微往前傾，再用拇指及食指將兩鼻翼往中間用力捏住，用嘴巴呼吸，同時可用冰水敷在鼻子上。約15分鐘以後再將手放開，若仍流血不止，應即刻送醫。

Q 鼻咽癌會影響視力嗎？

晚期鼻咽癌腫瘤常常在視交叉部附近侵犯視神經，引起視力下降，甚至導致單眼或雙眼失明，直到進行眼底檢查才發現視神經萎縮。視神經位於鼻咽癌易侵犯的區域，所以經常容易受到侵犯且引起複視，甚至出現眼球不能外轉而有內斜視的症狀。而滑車神經受影響，使得眼球外下方轉動受到限制，並引起下視困難。而動眼神經受壓，導致眼球運動障礙，使得上眼瞼下垂等症狀。

在大多數患者之中，癌組織會經過破裂孔侵入海綿竇，再經眶上裂到達眼眶，並於顱外擴散到眼部。其中癌細胞組織又分為3種不同途徑進入眼眶：

1. 癌組織經由翼管神經進入翼齶窩，再侵入眶尖和眶內。
2. 鼻咽頂後壁的鼻咽癌向前侵犯鼻腔、後蝶齶孔且進入翼齶窩，再從眶尖或眶上裂侵犯患者眼眶。
3. 鼻咽癌向前侵犯鼻後部時，可能穿破篩竇外側壁進入眶內。

鼻咽癌常見的眼睛疾病

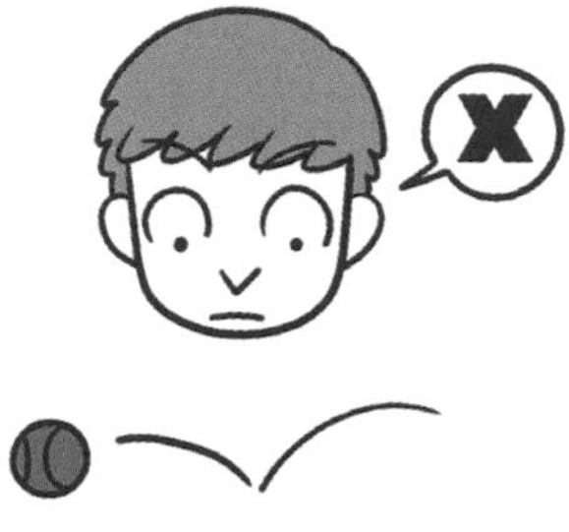

視力下降

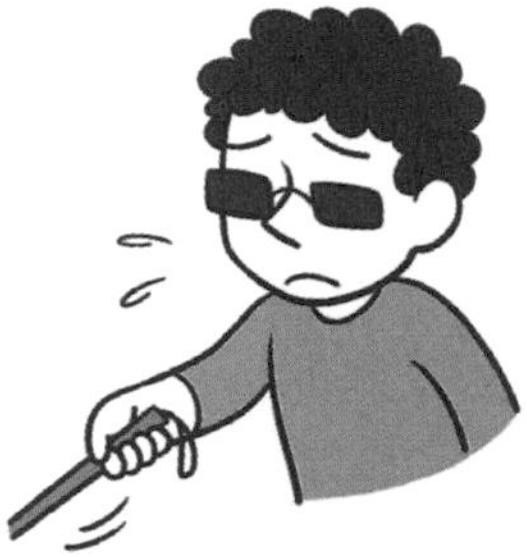

雙/單眼失明

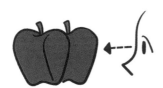

複視

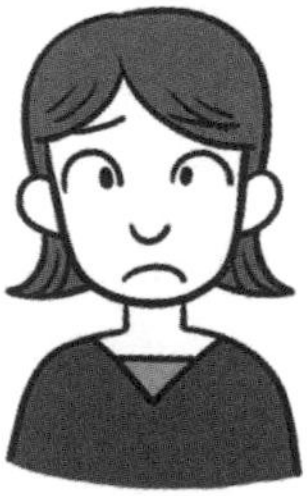

內斜視

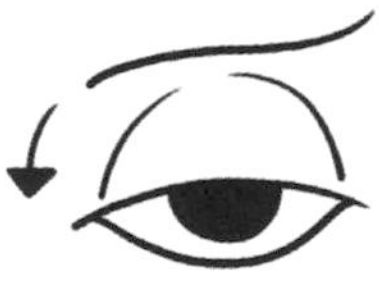

上眼瞼下垂

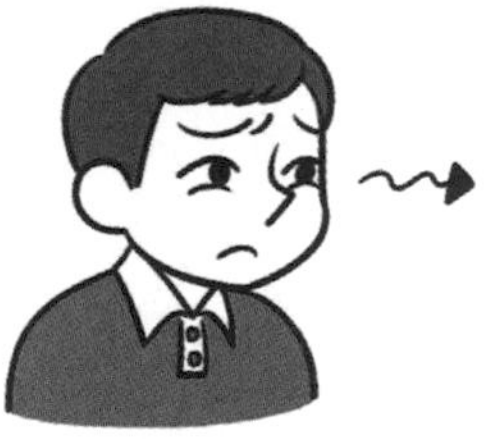

眼球運動障礙

晚期鼻咽癌腫瘤常在視交叉部附近侵犯視神經，引起眼睛相關病變，如視力下降等。若有異常現象時，請至醫院進行檢查。

Q 有哪些症狀和晚期鼻咽癌有關？

雖然說鼻咽癌早期症狀比較多，但看起來都不嚴重，再加上如果對於癌症又無自我警覺，容易導致鼻咽癌順勢發展到中期，而中期的一些症狀可能又被慢性鼻炎、鼻竇炎等疾病巧妙地遮掩，導致很多鼻咽癌患者確診時都已經是晚期狀態。因此，要對鼻咽癌早、中、晚期的症狀多加以瞭解。

鼻咽癌早期的症狀，常會被一般人所忽略帶過且以爲是感冒所引起的，進而不去理會，因此容易錯失發現鼻咽癌的機會且無法提早治療，其實早期發現鼻咽癌存活率可高達90％。

鼻咽癌的初期狀況容易被忽視，以至於易拖到中期才至醫院就診，而在頸部的腫瘤，則更容易轉移到身體各器官上。所以只要一出現鼻塞、流鼻血、痰中帶有血絲、聽力下降、淋巴結腫大等症狀且出現達2星期以上，就須提高警覺，並儘速就醫檢查，以免又耽誤病情，而加速末期的癌變且加重治療的困難度，以及存活的機率。

以下說明鼻咽癌的晚期症狀：

1. 頸淋巴結腫大：這是腫瘤轉移到頸淋巴結所導致的，發生率高達79％，可能單側或雙側發生轉移。頸部腫大之淋巴結無疼痛、質地硬，甚至早期還能較輕鬆活動，但到了晚期就無法如此輕鬆，由於皮膚或深層組織因粘連而固定。

2. 眼部症狀：若是腫瘤侵犯到眼眶或眼球的相關神經，可能還會出現視力障礙，造成視野缺損、複視、眼球突出和活動受限制等問題，以及神經麻痹性角膜炎等。視神經萎縮、水腫都可在眼底檢查中被發現。但若出現這些表現都已經屬於晚期。

3. 顱神經損害症狀：由於鼻咽癌向周圍浸潤擴散，任何一支腦神經受壓迫時都會出現相關的症狀和身體反應。但以三叉神經、外展神經、舌咽神經、舌下神經受到牽累比較多，面神經、嗅神經、聽神經則比較少受累。

4. 遠處轉移：鼻咽癌可以轉移到全身的各個部位，但是以骨髓、肺臟、肝臟比較多見。而且可以多種器官同時發生轉移，但由於轉移的部位不同，症狀也不盡相同。

Q 頸部的腫瘤與鼻咽癌有關嗎？

鼻咽癌產生的症狀與腫瘤，與所侵犯的周圍組織都有相當大的關聯性。在臨床上最常見的症狀為因淋巴轉移所造成的無痛性頸部腫塊、腫瘤局部侵犯引起的鼻部症狀和耳咽管相關的耳部病症，或是頭痛及顱神經症狀等。

頸部腫瘤是一種常見的疾病，也是許多局部或是全身性疾病重要的初發症狀。這是因為頸部顯露在外，所以出現腫瘤時患者比較容易發現。約有7～8成鼻咽癌患者頸部都有腫塊的情形，這是因為鼻咽為淋巴組織較豐富之處，癌細胞會隨著淋巴系統轉移。

有一些病人警覺較高，發現異狀時會立刻尋求專科醫師診療，但仍有不少人不知道它重要性、或是不予理會，更有人會尋求民間療法、或是用偏方、貼膏藥、扎針等，這些不但會使頸部腫瘤發炎化膿，還會延誤了治療。也有一些人不幸找錯了醫生或聽信偏方，而未能用正確的處理方法，一旦看到頸部腫塊就進行手術切除，等到病理報告顯示為轉移性癌症時，反而已經延誤了治療黃金時期。

大部分的頸部惡性腫瘤都是屬轉移性腫瘤，約佔80％，而其中80％以上皆來自頭頸部，如鼻咽、口腔、口咽、喉部、鼻及鼻竇、下咽和耳朵等地方，只有少部分（10％～

12%）位在鎖骨上方的腫瘤，是由肺癌、乳癌或胃癌等遠端轉移而來的癌瘤。

由頭頸部開始蔓延的惡性腫瘤，以台灣來說，來自鼻咽部的最多，約佔了60%。鼻咽癌通常轉移到上頸部深淋巴結、頸二腹淋巴結、後頸三角及中頸邦深淋巴結等。所以發生在這些部位的淋巴結，就要特別注意鼻咽部位的檢查。

常見的頸部腫塊的位置

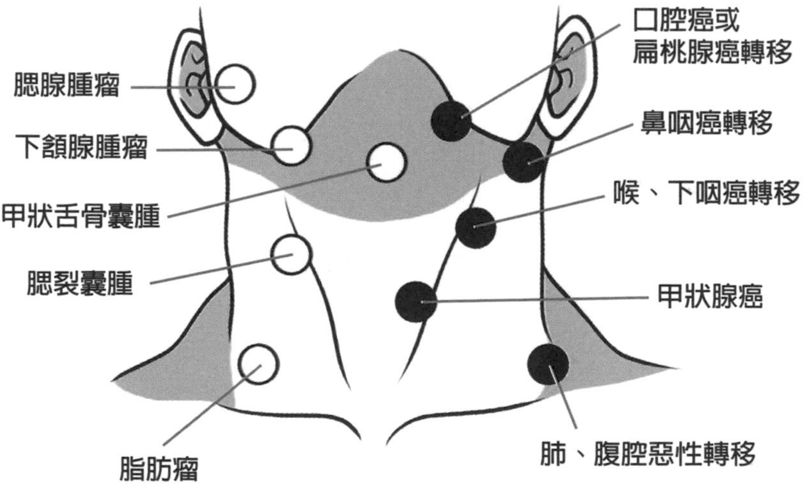

頸部腫瘤是種常見的疾病，也是許多局部與全身性疾病的重要初發症狀，因此不全然皆爲鼻咽癌。

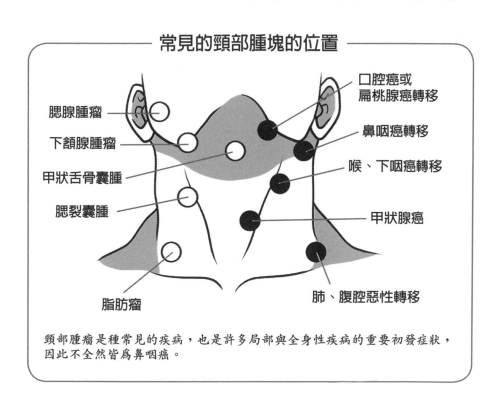

慢性鼻炎會轉成鼻咽癌嗎？

根據世界衛生組織調查顯示，90％的鼻咽癌患者都是因慢性鼻炎久治不好而惡化所導致。

慢性鼻炎（chronic rhinitis）是鼻腔黏膜和黏膜下層的慢性炎症。表現出鼻黏膜的慢性充血腫脹，稱慢性單純性鼻炎（chronic simple rhinitis）。若發展爲鼻黏膜和鼻甲骨的增生肥厚，稱慢性肥厚性鼻炎（chronic hypertrophic rhinitis）。

最主要特點是發炎症狀持續三個月以上或是反覆發作，且總是治不好，就算暫時恢復期間也不能恢復正常，也沒有明確的致病微生物，但卻有不同程度的鼻塞且分泌物增加，鼻黏膜還會有腫脹或增厚等現象，此特徵稱爲「鼻黏膜慢性炎症」。

隨著環境的污染更爲嚴重，疾病也越來越多，鼻炎是日常生活中比較常見的一種鼻病，也對人們的生活影響很大。現在得到鼻炎的人數越來越多，而且年齡趨向低齡化。

鼻炎患者逐年增加中，對人體的危害更是不容忽視，多數成年人會因爲鼻炎而引起頭痛，腦袋會變得不清醒、昏昏沉沉，促使工作效率變差；而青少年則是因爲鼻炎引發的鼻塞、頭痛等症狀，造成精神不集中、專注力、記憶力及學習成績明顯下降，所以一定要重視「鼻炎」的問題。

鼻炎通常是不太會惡化的，但是當鼻炎得不到有效的治療時，就會發展成慢性鼻炎，而人體的五官是透過呼吸通道、血液循環、骨骼連接、咽鼓管等緊密的聯繫著，若鼻炎一再反覆發作，就有可能會惡化且導致鼻竇炎或鼻息肉，甚至誘發鼻咽癌。

雖然鼻過敏、鼻炎並不等同於鼻咽癌，但兩者症狀類似。因此，鼻咽癌患者常會誤認爲只是單純的感冒或過敏症狀，進而延誤鼻咽癌的治療。另外，提醒本身有鼻過敏的民眾應提高警覺。

慢性鼻炎的特點

族群 →
1. 青少年最盛
2. 鼻腔疾病患者

病因 →
1. 處於汙染環境
2. 抽菸習慣
3. 慢性疾病，如貧血
4. 治療鼻腔疾病失常

症狀 →
1. 發炎持續三個月以上
2. 不同程度鼻塞
3. 鼻腔分泌物增加
4. 耳鳴
5. 頭昏

由於環境的變遷，現代人許多都有鼻炎的傾向，小病不要拖，若發現自己有以上症狀時，請及早就診治療。

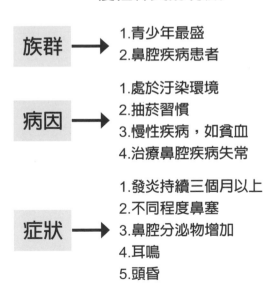

Q 頑固性的頭痛會不會是鼻咽癌的前兆？

我們知道身體的各個器官都是相互作用影響。以鼻子為例，位置與腦部極為相關。因此當鼻子生病時，腦相對地也會受到影響，因此在門診中大約是70％的鼻咽癌患者有頭痛症狀。

鼻咽癌的頭痛症狀常有偏頭痛、顱頂枕後或頸項部疼痛，這與鼻咽癌的癌組織侵犯顱底骨質、神經和血管有關。

偏頭痛中大約見到三分之一的病人，頭痛劇烈且部位較固定，但服用止痛劑後卻無效。鼻咽癌所衍生之頭痛是因癌組織侵犯或是壓迫到顱神經所引起，其中佔68％的人頭痛為首發症狀或是唯一症狀，而早期頭痛部位不固定且出現間歇性，晚期就會變為持續性的偏頭痛而且部位固定。這是因為早期病人可能是神經血管反射所引起的，或是受三叉神經中第一支末梢神經的刺激所引起，而晚期的病人常是因腫瘤破壞顱底或是在顱內蔓延到顱神經所引起的症狀。

對於頑固性的頭痛，一般藥物比較難以緩解，還可能出現面部麻木、複視及看東西時出現模糊等症狀。在一開始時較輕微，之後慢慢加重，疼痛部位常在雙側顳部和枕部。因此出現原因不明的持續性、頑固性單一側邊頭痛時，若情況日益加重，且口服止痛藥也無效舒緩，就要懷疑是否爲鼻炎癌，並且盡快就醫檢查。

偏頭痛與鼻咽癌所引起的頭痛症狀相似，但大多數偏頭痛的病患都有偏頭痛家族史，因此30～40歲後才出現症狀，且家中並沒有近親曾有患有偏頭痛的患者，如果忽然出現持續性的頭痛，就要特別小心是否患上鼻咽癌等疾病。

常見的頭痛類型

頭痛的定義	類型	病因
頭痛並不是頭部在痛！其實大腦本身並沒有接收疼痛的能力。而是因為頭部的組織、皮膚、肌肉、腦血管、眼睛等部位對疼痛感很敏感，因此當它們受到刺激或處不正常狀態，就會引起疼痛、不適感。	原發性頭痛	沒有明確致病原因： 1.偏頭痛 2.緊張性頭痛 3.頸椎病變性頭痛
	續發性頭痛	因創傷或其他疾病引起： 1.頭部創傷 2.腦血管畸型 3.腦腫瘤 4.其他疾病

如果頭痛的情況常常發生，這可能是身體所發出的警訊。但多數人都會以藥物來舒緩疼痛感，其實這樣並不恰當。若持續頭痛，還是就醫找病因較佳。

PART 3

鼻咽癌的
預防、檢查與診斷

Q 鼻咽癌的預防方法有哪些？

鼻子是與呼吸緊密聯繫的重要器官，但有不少人卻很不幸地罹患鼻咽癌。在鼻咽癌的誘發原因中，環境與飲食佔了很重要的地位，所以預防鼻咽癌要從基本生活中做起，注意氣候變化，也要注意鼻子衛生，遠離有害煙霧，並調理飲食等。

導致鼻咽癌的因素是非常多的，除了注意天氣變化、預防感冒、保持鼻子和咽喉衛生，也要盡量避免有害煙霧吸入，如煤油燈氣、殺蟲劑氣體等。如果有吸菸或喝酒，最好能積極戒菸、戒酒。

預防鼻咽癌疾病的方法有：

一、均衡飲食，減少攝取醃製物

平時飲食要均衡，多吃蔬菜、水果，少吃或不吃鹹魚、鹹菜、燻肉、臘味製品等，像含有亞硝胺的食物。也要注意飲食的結構，不要偏食，要多吃新鮮蔬菜、水果等含有大量維生素的食物。至於辛燥刺激食品盡量少吃，而且不宜過量飲酒。根據科學分析，鹹魚是一種容易引起癌症的食品，尤其與鼻咽癌關係較爲密切。

二、注意不明原因的身體狀況

鼻塞、涕血、頭痛、聽力減退、頸部腫物等症狀，要多家重視且注意，若能做到早發現、早診斷、早治療，排除所有潛在的危險因素即能降低罹患鼻咽癌的可能性。另外，如有下列情況者，應警惕鼻咽癌可能性，舉凡回吸性血涕、出現耳鳴，耳朵悶塞、聽力減退、頭痛，特別是持續性偏頭痛、頸淋巴結腫大、臉部麻木、複視等情況。

三、遠離高污染的環境

盡可能地避免長期暴露在嚴重污染的外界空氣中。因爲鼻咽部是外界空氣，在進入肺部時的必經地方，有害的氣體在進入肺部之前，最先侵害的就是鼻咽部。

如果出現鼻子方面的症狀或其他不明症狀時，應及時就醫，而不是諱疾忌醫。早期就診不但可以增加治愈率，也可以降低醫療費用。另外，上述症狀應該到耳鼻咽喉專科就診，而不是去內外科，非專科醫生有可能會漏診的情形。

Q 驗血對鼻咽癌的預防有幫助嗎？

鼻咽癌由於早期病徵較不明顯，確診時往往發現已至嚴重的中後期階段。近年來醫學研究發現，檢測血漿內的腫瘤基因，可在無病症時發現鼻咽癌，只要抽取小量血液，準確度達九成半。

由於早期鼻咽癌幾乎沒有任何病徵，一般只能透過鼻咽鏡檢查去發現癌腫瘤，到病人察覺口鼻滲血、側頸有腫塊或耳鳴時，往往已經是癌病開始進入轉移階段，也已進入二期甚至三期階段，病人存活機率由超過九成下降到少於七成。因此透過此方法可提高鼻咽癌的早期發現率。

只需從病人手臂抽取幾毫升的血液，再透過儀器分析血漿中的ＥＢ病毒基因片段濃度判定，就可以確定病人有否患上鼻咽癌，準確性達95％以上。與傳統鼻咽反射鏡或鼻咽內視鏡來檢測，而抽血是非入侵性檢查，大大減輕病患的痛苦指數。

由於正常人的體內幾乎都帶有ＥＢ病毒，需要經過覆檢才能排除假陽性，如果持續呈陽性或血漿含有大量基因片段，就代表病患確診患上鼻咽癌。ＥＢ病毒就是經常被用作評估鼻咽癌風險的癌症指標，ＥＢ病毒指數上升只是顯示身體受過感染，卻不一定代表是鼻咽癌在作怪。不過，在冬天會找到比較多呈陽性反應的測試者，在血液樣本中找到小量的EB病毒基因，估計是因爲免疫系統，在冬天比較活躍的關係。

在臨床上，醫師多半會利用EB病毒的病毒胞膜抗原所引起的抗體，做爲鼻咽癌的篩檢，尤其以檢測球蛋白G、A兩種較被常用。而1比40通常是指病毒胞膜抗原的球蛋白A超過1比40的比例，這樣的比例是表示屬於陽性，但在此必須要強調的是此種指數只能做參考價值，並不代表一定得了鼻咽癌。通常醫師會再做進一步的檢查，若是未發現有病變存在時，只要定期追蹤就可以了。

在鼻咽癌病人治癒後，EB病毒指數會下降，但是在復發時，EB指數又會往上提升，因此EB病毒血清，可以當做鼻咽癌病人治療前後的反應指標。

Q

鼻咽癌的確診需要做哪些檢查？

鼻咽癌診斷要點：

一、前鼻孔鏡檢查

鼻黏膜收斂後，醫師可經前鼻孔鏡看到後鼻孔和鼻咽部，並從中發現侵入或鄰近鼻孔的癌瘤。

二、間接鼻咽鏡檢查

此種方法較為簡便、實用。可依次檢查鼻咽的各壁，並注意鼻咽頂後壁及兩側咽隱窩，而兩側相應部位須相對照觀察。若出現兩側不對稱的黏膜下隆起或單獨性結節則更應該要注意。

三、纖維鼻咽鏡檢查

進行纖維鼻咽鏡檢查可先用1％麻黃素溶液收斂鼻腔黏膜擴張鼻道，再用1％地卡因溶液表面麻醉鼻道後，將纖維鏡從鼻腔插入，一面觀察且一面向前推進，直到鼻咽腔。這個方法雖然簡便，但後鼻孔和頂前壁觀察不容易。

四、頸部活檢

對鼻咽活檢沒有確診的病例，可以進行頸部腫塊活檢。通常可在局麻下進行，手術時應該選擇最早出現的硬實淋巴結，並將包膜整個摘出。如果切除活檢有困難時，可以在腫塊處作楔形切取活檢。切取組織時，需要有一定的深度，並且不能擠壓。手術完時術也不能作過緊、過密的縫合。

五、細針穿刺抽吸

這是一種安全高效的腫瘤診斷方法，近年來較爲推薦實行。

對於懷疑有頸部淋巴結轉移的人，可以先使用細針穿刺抽吸的方式來取得細胞。方法如下：

1. 鼻咽腫塊穿刺：用長針頭接於注射器上。口咽部在麻醉後，在間接鼻咽鏡下，將針頭刺入腫瘤實質內，抽取注射器使它成負壓，並在腫瘤內往返活動兩次，將抽取物塗於玻璃片上做細胞學檢查。

2. 頸部腫塊的細針穿刺：用針頭接在10 mℓ注射器上。局部皮膚消毒後，選擇穿刺的位置，在沿腫瘤長軸方向扎針，抽吸注射器，並且使針頭在腫塊內往返活動2～3次，取出後將抽吸物做細胞學或病理學檢查。

六、ＥＢ病毒血清學檢測

目前普遍應用的是以免疫酶法檢測ＥＢ病毒的IgA／VCA和IgA／EA抗體滴度。前者敏感度比較高，但是準確性較低，而後者與前者相反。

若是要檢測鼻咽癌者可以同時進行兩種抗體的檢測，這對早期診斷會有一定幫助。對於IgA／VCA滴度一比四十或是IgA／EA滴度１比５的病例，即使鼻咽部沒有見到異常，也應該在鼻咽癌好發部位，獲取脫落細胞或是活體組織檢查。如果還是沒能確診，應該定期追蹤，必要時需要多做幾次的檢查。

七、鼻咽側位片、顱底片及ＣＴ檢查

每位病患都應該做常規的鼻咽側位照片和顱底照片。弱懷疑鼻旁竇、中耳或其他部位有侵犯者，也應該同時做相對部位的攝片檢查。如果有相關條件的部位則應該做ＣＴ掃描瞭解局部擴散的情況，並特別注意咽旁間隙的浸潤擴散範圍。這是對於確定臨床分期和制定治療方法都非常的重要。

八、Ｂ型超聲檢查

Ｂ型超聲檢查在鼻咽癌診斷和治療中，皆被廣泛地應用，方法簡單方便，沒有損傷性，病人都很樂意接受。在鼻咽癌病例主要用於肝臟、頸部、腹膜後和盆腔淋巴結的檢查，方便瞭解有無肝臟轉移和淋巴結密度及有無囊腫性等。

九、磁振造影檢查

由於磁振造影檢查（MRI）可以清楚顯示出頭顱各個層次、腦溝、腦迴、灰質、白質和腦室、腦脊液管道、血管等，用SE法顯示T_1、T_2延長高強度圖像可以診斷鼻咽癌、上額竇癌等，並顯示腫瘤與周圍組織關係。

鼻咽癌的確診

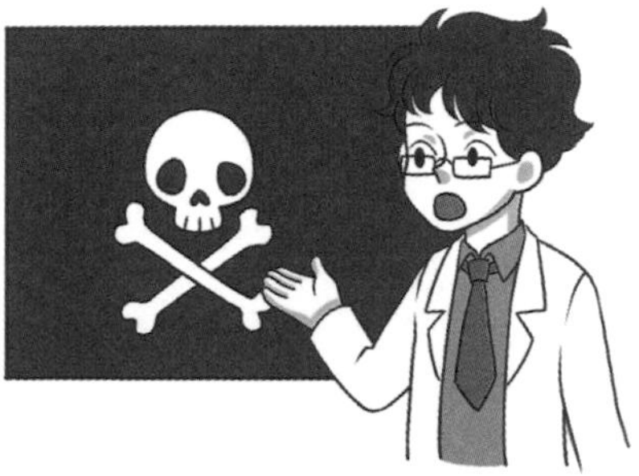

影像診斷

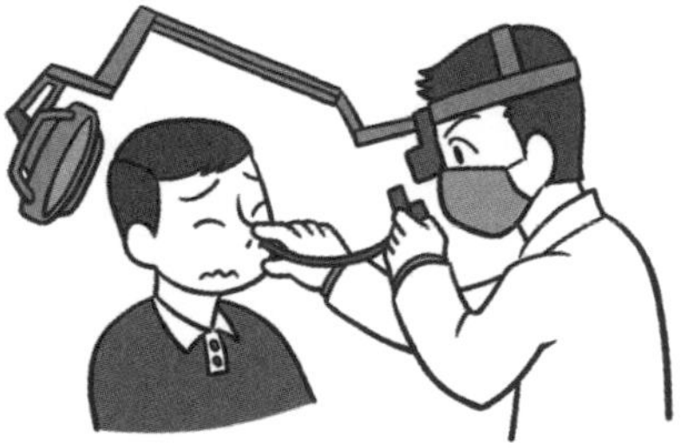

内視鏡診斷

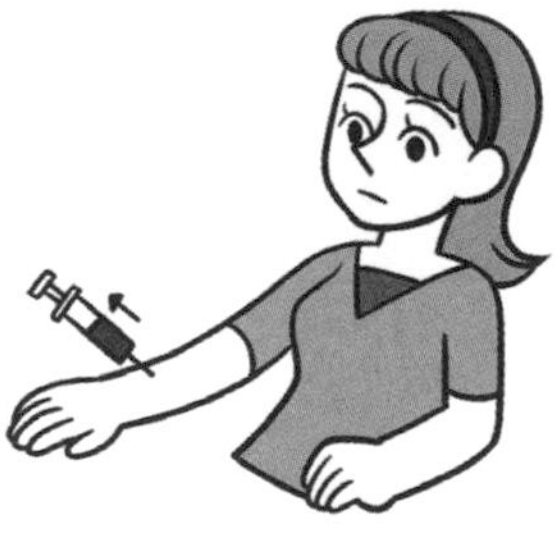

血清檢測

目前正子電腦斷層掃描（PET/CT）是檢測「鼻咽癌」最較佳的確診方法，因為可以較精確掌握腫瘤的位置與大小。

Q 怎麼判定罹患鼻咽癌？

鼻咽癌在微觀主要分爲三類，角化性癌（keratinizing），非角化性癌（non-keratinizing）及未分化型。

藉由病史和臨床表現，以釐清鼻咽癌的診斷，再經由耳鼻喉專科檢查、硬式或軟式內視鏡檢查、電腦斷層檢查及磁振掃描等影像檢查，可以讓位於鼻咽部的鼻咽癌變化無所遁形，而血液抗EB病毒抗體測定則有助於早期診斷。

鼻咽癌的診斷通常可透過間接鼻後鏡檢查，看出鼻咽部的黏膜是否完整。一旦存有懷疑，可用經鼻的軟性內視鏡直接檢視鼻咽部。鼻咽腔位於鼻、咽交界的神祕地帶，臨床醫師若沒有列入判別診斷中，常常會因此而忽略鼻咽部的疾病。

鼻咽癌患者常會有頭部的直接侵犯，頸部、肺部、肝臟及骨骼（髓）的轉移，因此除做電腦斷層或核磁共振外，更須做肺部X光線、腹部超音波、骨骼掃描等檢查。當然EB病毒、腫瘤指數（TPA）也是很好的診斷參數。一般而言，病理第一型（keratinizing squamous cell carcinoma）容易有顱骨的直接侵犯，而第三型（undifferentiatedcarcinoma）則容易有骨骼、肺、肝的器官轉移。目前有最新型的正子電腦（PET－CT）檢查，可使腫瘤在0.5公分時就可以顯現出來，而且也不需要每個器官依序慢慢檢查，縮減了很多時間。

最簡單、切確的診斷方法，是利用軟式鼻咽內視鏡，在初步眼睛作初步的診斷，也可將整個檢查的過程全程錄影，更可以方便向病患解釋病情，檢查過程快速方便而且幾乎沒有不舒服感。在病況需要時，再藉由影像學檢查（X光、電腦斷層或核磁共振）、腹部超音波及骨頭核子醫學檢查後，將鼻咽癌依照原發腫瘤大小和侵犯鄰近組織的程度、頸部淋巴結腫大小以及是否有遠端轉移，來決定癌症期別的分類。

鼻咽癌的臨床診斷依據，可參考以下幾條：

1. 病患爲男性，正值青壯年，住在特別高發區（如汙染源較多等）內，出現臨床症狀中的任何一種症狀，但經過治療後無效者。
2. 鼻咽部檢查可見，鼻咽頂部或是咽隱窩黏膜糜爛、潰瘍、出血壞死，隆起或是像菜花狀的突起。
3. 患者頸上部出現無痛性腫塊，摸起來質感硬，且表面呈結節狀，並與深部組織沾黏，不能自然地活動。
4. 頸部包塊穿刺，並且在穿刺物塗片上檢查出癌細胞。

5. 血清學檢測中EB病毒VCA / IgA免疫攜標測抗體滴度1比40或是滴度漸進性增高，就應該高度懷疑是否爲鼻咽癌。

6. X光檢查可以判定顱底骨質是否有被破壞及腫瘤浸潤擴展的範圍情況。

7. 患者可經口腔和鼻前做病理活檢，若證實確定爲癌腫，可直接進行腫瘤分類，這是確診的重要關鍵。

經由上面種種的仔細檢查，並依據檢查報告的結果，可做爲診斷是否得到鼻咽癌的確診，並依病情判斷初期別及治療的方式。

進行這些醫療檢查時，基本上不會對患者身體造成過多的影響，因此在進行檢查時無須過度緊張。如果對醫療行爲或病情有疑問時，也可與主治醫師討論，以確保自己的權益無虞，也以治療與檢查皆能順利進行。

鼻咽癌的判斷標準

鼻咽癌

↓

臨床症狀

類似「感冒」或「鼻炎」，因此常被忽略，進而延誤治療。

↓

可能病因

1.病毒 2.環境 3.飲食 4.家族病史

↓

診斷方法

1.鼻咽鏡 2.組織檢查
3.血清篩檢 4.CT 5.MRT

醫師會經由上面各項的檢查，依據檢查的報告數字，爲患者確診是否得到鼻咽癌，並依病情判斷初期別及治療的方式。在確診的過程中，患者不須過度緊張，以免造成心理負擔過大。

Q 鼻咽癌有沒有家族病史？

依臨床數據顯示，鼻咽癌受遺傳因素的影響最大，若是近親中曾患有鼻咽癌，罹患的機會比其他人高，至今仍未確實掌握鼻咽癌的成因，但醫學界認爲是有莫大的關係。

一般來說，癌症患者愈年輕，受遺傳因素影響的機會就愈大，換句話說家族中極有可能遺傳致癌基因，而其他家庭成員也可能帶有致病基因。所以腫瘤科醫生，只能透過家族病史、家族成員患有鼻咽癌時的年齡，來評估患者患病的機率。一般來說，愈多家族成員有鼻咽癌紀錄、與病患成員的親屬關係愈密切，如果患病家族成員罹患病症時小於40～45歲，基因致癌的機會也會愈高。

鼻咽癌和遺傳的關係是，人類細胞分成體細胞、生殖細胞兩大類，上一代和下一代無直接的聯繫，只有生殖細胞（精子和卵細胞），才是溝通父母與子女遺傳信息的細胞。所以，當父、母親生殖細胞裡的DNA發生了癌變時，他們所生子女身體裡的細胞，也會獲得這種改變的遺傳信息，意即有可能發生癌變，這是一種稱爲「遺傳型」的癌症。

科學的解釋就是鼻咽癌細胞的癌變，若發生在「生殖細胞」內，則這類鼻咽癌會遺傳給子女，若是癌變發生在「體細胞」內，並非是所有的鼻咽癌都會遺傳，有鼻咽癌家族史的人必須意識這件事，雖然是可能會罹患鼻咽癌，但是並不意味著一定就會得鼻咽癌。

鼻咽癌基本上跟遺傳無關，但從鼻咽癌病患的統計數字來看，大概有十分之一左右的病患有家族病史，所以我們可以假設鼻咽癌的發生跟血緣有很大的關聯。不管那一種疾病，假如能夠早期發現，就能夠早期治療，痊癒的機率也相對的提高一些。

鼻咽癌的致病因素

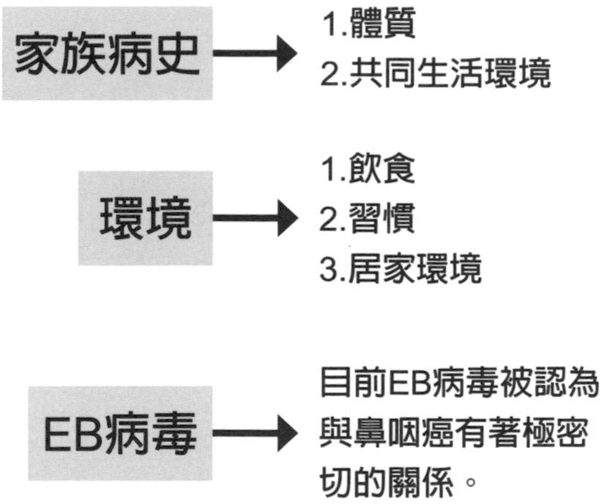
家族病史
1.體質
2.共同生活環境
環境
1.飲食
2.習慣
3.居家環境
EB病毒
目前EB病毒被認為
與鼻咽癌有著極密
切的關係。

根據臨床病例顯示，雖然鼻咽癌的致病成因目前並未確定，但受遺傳因素的影響最大，若家族中有鼻咽病史，其罹癌機率會比一般人更高。

Q

鼻咽癌患者會有牙齒方面的病變嗎？

鼻咽癌發病部位在鼻咽腔頂部和側壁，在這個位置進行放射治療時，如果牙齒有齲齒（蛀牙）等情況，就需要在放療前進行早期的處理。

由於唾液腺被破壞，唾液就會減少、口腔酸性增加、細菌的滋生，並使琺瑯質長期浸於強酸液中，發生脫鈣的現象而產生蛀牙，牙周組織被破壞、牙周病、嚴重放射性骨質壞死。所以病患在初次放射性治療前，都要先會診牙科和口腔顎面外科醫師，評估牙齒及牙齦的狀況。如果有嚴重的牙齦疾病或蛀牙，就要在治療前先處理蛀牙或拔牙，並依照醫生叮嚀在睡前使用氟膠，注意口腔的衛生，保持牙齒健康。另外，拔牙後要等到齒槽傷口完全復原，才能開始放射性治療。而好的牙齒或可以修補的牙齒不一定要拔。

放射治療後，大概兩年以內無法拔牙，因爲拔牙以後很容易引起頷骨壞死。一旦出現頷骨的壞死，會爲病患帶來更大的困擾。因此，在鼻咽癌放療前一定要進行牙齒檢查，如果發現有齲齒（蛀牙）、金屬假牙等情況，醫院是會建議拔掉的。

鼻咽癌的治療以放療爲主，但放療的劑量比較大時，容易對口腔黏膜、骨頭、肌肉及血液造成傷害。大多進行化療的病患往往會出現口腔潰瘍，吃東西會疼痛、容易口乾、痰多、吞咽困難等症狀。而阻止口腔炎症最好的方法，是在做放療前做好口腔護理，所以當鼻咽癌的治療要進行放療時，務必得先去檢查。

如果口腔存有感染病症，就很容易引發放射性骨髓炎，不但難以治療，還會給患者口腔造成較大創傷。在放療過程中，如果牙齒出現發炎症狀，大量的細菌會侵襲牙周、牙髓，很有可能造成更難治癒的併發症——「放射性骨髓炎」。

放射性骨髓炎是因癌症進行大劑量放射治療後而引起的骨髓炎。它是一種慢性疾病，一般病程比較長，在放射治療後半年到數年內，多數病患會出現患處腫脹，並發生局部的細菌感染。有時患者的軟組織不會潰爛壞死，死骨暴露且不鬆動，進而處於長期慢性炎症過程。

在鼻咽癌放療過程中，也會經常導致腮腺受損。由於腮腺位於兩側面頰的深處，在一般放療中，不能避免受到高劑量照射，因而使得分泌口水的功能大大受損，甚至在放療幾年後，仍然無法恢復。因此很多病患常表現出口乾，每隔幾分鐘就必須喝水，吃飯時也難以下嚥，口水中含有各種溶菌酶，因爲分泌減少導致口腔細菌繁殖。部分病患甚至在放療數年後，出現嚴重齲齒、牙齒毀損等症狀。

PART 4

鼻咽癌患者如何選擇治療方法

Q 鼻咽癌的放射治療是什麼？

目前治療鼻咽癌最有效的方法是放射性治療，因此鼻咽癌一經確診後，隨即轉到放射腫瘤部門來處理。傳統的放射治療方法是一天照射一次、總共治療約四十次，總劑量約七千格雷（能量照射單位詞），前後費時大約須兩個月。近年來有一種新的療法，就是分次放射治療，每天早晚各照射一次，每次照射量一般爲一百一左右格雷，總共照射七十次左右，整個療程大約也要兩個月。

理論上可以在不增加副作用的情形之下，增加總劑量以提高治癒率。根據美國的臨床經驗，這種效果似乎比傳統的照射方式要好，目前國內已經有好幾家醫學中心，都有部分病人採用這種治療。但是因爲病人一天要跑醫院兩趟，而且副作用也大，也很少應用在臨床治療上。

鼻咽癌放射治療的適應症和禁忌症

一、根治性放療的適應症

1. 全身狀況中等以上者。

2. 顱底無明顯骨質破壞者。
3. CT或MRI片示鼻咽旁無或僅有輕，中度浸潤者。
4. 頸部淋巴結最大直徑小於8公分，尚未達鎖骨上窩者。
5. 無遠處器官轉移者。

二、姑息性放療的適應症

1. KS分級60分以上。
2. 頭痛劇烈，鼻咽有中量以上的出血者。
3. 有單個性遠處轉移者或頸淋巴結轉移大於10公分，經姑息放射後如果一般情況有改善，症狀消失，遠處轉移腫瘤能得到控制者，可以改爲根治性放射治療。

三、放射治療禁忌症

1. KS分級60分以下。
2. 廣泛遠處轉移者。
3. 合併急性感染病者。
4. 放射性腦脊髓損傷者。

四、放射治療後復發再放療的原則，具有下列情況者不宜再放射治療。

1. 同一靶區（包括鼻咽及頸部靶區）放療後，復發時間未滿一年。
2. 放射治療後出現放射性腦病或是放射性脊髓病。
3. 鼻咽部靶區總療程不宜超過三個療程，頸部靶區不宜超過兩個療程。

在進行放射治療的第1～2週，多數患者會覺得特別疲倦，甚至還會有味覺喪失的感覺。這是因爲此期間的口水會慢慢地變少，進而影響患者的味覺。而進行治療至第3～4週時，患者會有口乾、味覺喪失與吞嚥疼痛等問題。第5週開始，放射副作用最爲顯著，患者會有喉嚨疼痛、吞嚥困難和皮膚曬傷等症狀。

在進行放射療法時，應特別注意口腔衛生的清潔與營養的保健，而大多數放射副作用都與口腔方面有著密切的關係。另外，此時如果攝食量不夠，可尋求專業醫護師的協助，採取以點滴注射的形式或置入鼻胃管等方式，以幫助患者能順利進食且補充應攝取的營養量。

放射療法示意圖

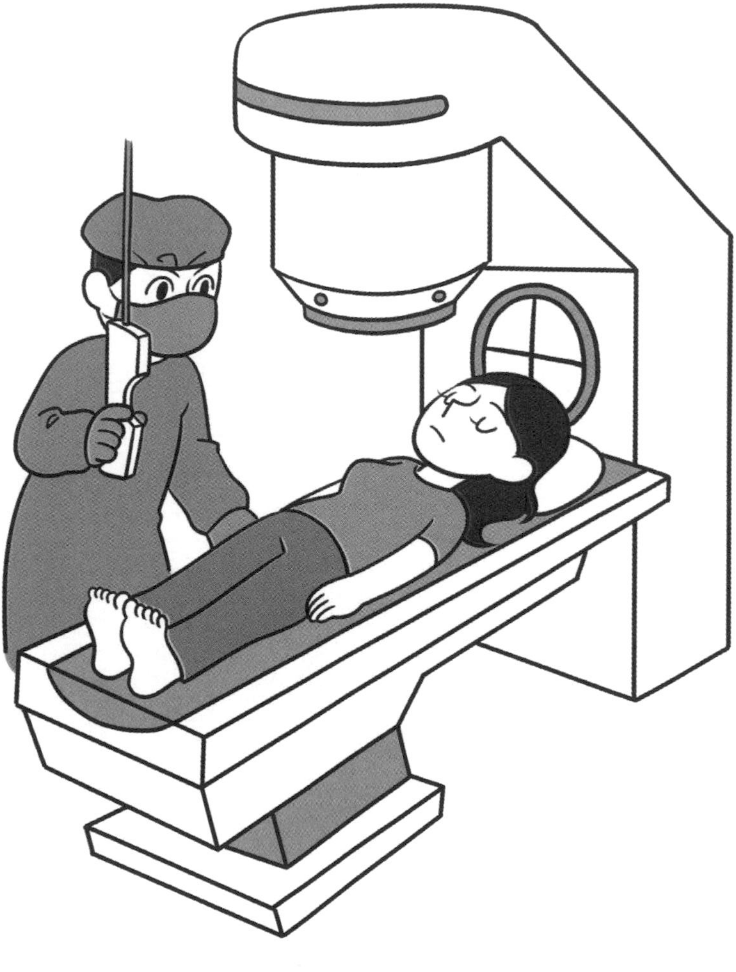

目前鼻咽癌最有效的治療是放射性治療，因此一經確診後，隨即轉到放射腫瘤部門來處理。

Q 鼻咽癌的化學藥物治療是什麼？

化學療法簡單來說，就是利用口服或注射藥物的方式，通過全身大部份的組織，來摧毀或抑制癌細胞。而化學治療偶爾也能作爲加強局部治療的方法之一。

通常一般人都會誤認爲化學治療副作用很大，會殺死體內的正常細胞，進而排斥進行化學治療。過去的化學療法雖然會有此疑慮，但由於醫療科學的進步，化療藥物也不斷地推陳出新，許多新藥的副作用皆已改善許多，因此民眾可不必過度焦慮或排斥。

鼻咽癌對化學藥物治療具有相當良好的反應。化學藥物治療，主要用於IV期、III期患者（已有明顯淋巴結轉移或遠處轉移者）、放療前後的輔助治療。以下提供各階段性的治療：

1. **原發性鼻咽癌：**治療以化療和放療爲標準療法，以免漏掉小腫瘤。
2. **初期性鼻咽癌：**第一、二期單用放射治療成效就很好。
3. **復發性鼻咽癌：**台大醫院鉀鈦磷雷射治療，控制率56％，相當良好。
4. **四期的鼻咽癌：**頸部腫瘤約六公分大，化療和IMRT光子刀治療。
5. **三、四期復發：**病人可能需要併用化學治療。

一、化療適應症

• 頸轉移性淋巴結最大直徑大於或等於6公分者，適合先用誘導化療使腫瘤縮小、然後再繼續放療。
• 對放療病患，在放療前、中、後三個階段，配合用輔助化療，提高療效。
• 放療時加化療，作爲放療增敏劑。

二、單一藥物化療

治療鼻咽癌的化學藥物較多，可以根據不同情況選擇應用。根據醫學文獻數據顯示，這些藥物可以使30％的患者病變得到控制或舒緩，但緩解時間僅有3～6個月。

三、聯合藥物化療

聯合化療的理論基礎是根據細胞的動力學原理，選擇的藥物既有殺傷增殖細胞的作用，又具有殺滅休止細胞能力，又或能使腫瘤細胞同步化，而發揮藥物的最大效力。

聯合化療藥物選擇的原則是，選擇與其作用機理不同，抗腫瘤譜有異，而毒性作用又不互相累積的藥物。對於初治患者來說，在進行誘導化療後再接受一般常規放療，可幫助頸淋巴結全部消除率達82％。由此可見，此種方法其效果顯著。但在放療前或放療後都應進行適當化療。

四、聯合方案衝擊性化療

晚期病人，尤其是頸部淋巴結較大的人，一般常規化療效果會比較差。因此對身體情況良好的晚期病人，可以採用多種方法，化療當天早晨禁食，口服化學藥物，然後依次再靜脈內注入一些藥物，但藥物需在15小時左右依次給完，連用3天為一個治療的療程。若病人不能忍受化療反應，可以改為每週1次，共需要三周。

五、半身化療

透過壓迫腹主動脈，暫時阻斷下半身血液供應，並注入藥物於體內快速發生作用，這個方法既可以增加上半身藥物濃度，又可保護下半身骨髓，適合於鼻咽癌轉移的患者，尤其以巨塊頸淋巴結轉移或是肺臟轉移者。每週1次，連用4～6週為一療程。這個方法胃腸反應比較明顯，但對肝大、肝硬化、肝腎功能嚴重損害、高血壓、年老體弱或過於肥胖者，不宜採用。

六、動脈插管化療

適合於早期（I、II期）或有單個比較小的頸深上組淋巴結轉移者、晚期上行型（A型）擴展的人、放療後鼻咽殘留者或復發者。

七、化療與中醫藥配合

中藥用健脾益氣、清肺和胃，佐以益腎的藥物，以增加機體免疫功能。藥用如：太子參、白術、茯苓、生黃芪、沙參、枇杷葉、竹茹、旱蓮草、枸杞子、女貞子、菟絲子、白扁豆、薏仁、何首烏等。多數患者在療程結束後的追蹤期，仍然唾液不足口乾症狀，因此許多病友須邊配水才能進食固體食物，因此體重是很難恢復到治療前的體重，特別是治療前體重是過胖的人。一般而言，只要胃口正常，精神體力良好即可，術後還是可以多吃滋潤性食物如豆漿、牛奶、黑白木耳、百合、紫菜等。

鼻咽癌化療常見的副作用包括噁心、嘔吐和腹瀉等，如果患者噁心症狀嚴重時，可以尋求專業醫師的協助，開立止嘔藥或止瀉藥。而在治療期間，若覺得缺乏食慾，也可以攝取流質的營養飲品與易於咀嚼的食物。

每個人對化學療法的反應都不一樣。有些人在進行化療期間，生活不會有太大的影響；也有些人會感到特別的疲倦。無論你是哪種類型的患者，都應好好調養身體。

鼻咽癌對放射線與化學的治療反應都相當的不錯，平均治療成功率70%左右，初期的癌症甚至可達90%以上，因此在進行治療鼻咽癌時，醫師多半會建議採取此兩種方式。另外，針對局部復發的鼻咽癌，可採取內視鏡鼻咽腫瘤切除手術。但化學療法、放射療法並非每個人都適合，醫師會依照患者的狀況，評估並判斷最恰當的處理方式。

化學療法的副作用

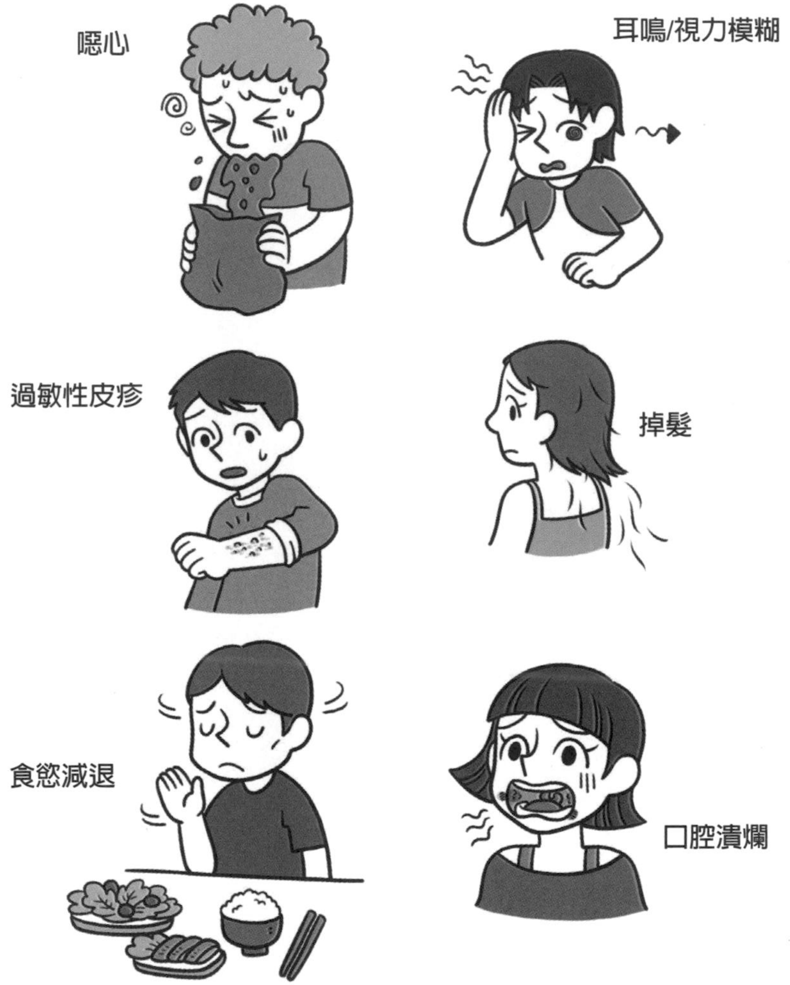
噁心
耳鳴/視力模糊
過敏性皮疹
掉髮
食慾減退
口腔潰爛

化學治療主要的作用是殺死癌細胞，但同時也會影響到正常的細胞。但副作用通常只會在接受化療的幾個星期後出現。另外，大部分副作用在化療結束後會逐漸消失。

圖解化學藥物治療

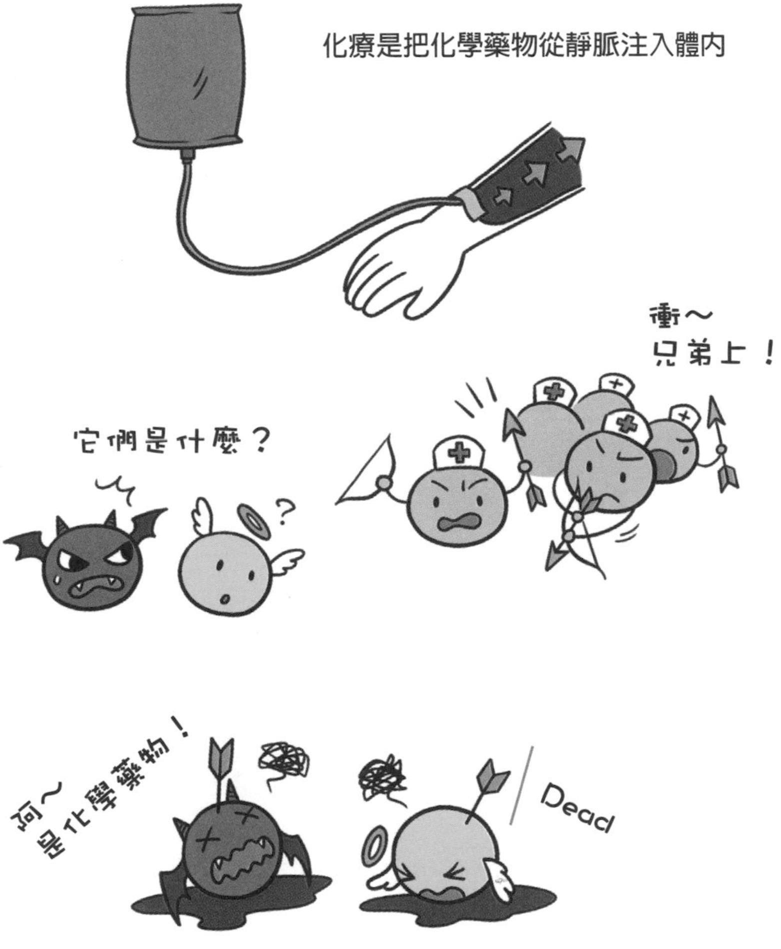

簡單來說，「化學治療」就是利用藥物來治療癌症的方法。化學治療經由停止癌細胞的生長或破壞癌細胞等手段來達成制癌的效果，同時也會傷害到體內的正常細胞。

Q 鼻咽癌什麼狀況下該選擇手術切除？

鼻咽癌治療中，手術治療並不是首選。但手術治療卻常是鼻咽癌放療後，未能控制或復發的補救方式。常用來進行鼻咽癌外科手術的類型：

1. 首次放療失敗後，常會進行解救手術。通常多為二程放療或多程放療後復發者，病變較廣泛，而局部及頸部軟組織創傷嚴重，因此常伴有骨壞死，促使手術難以進行。
2. 依據鼻咽癌病變的不同部位和範圍選用不同手術方式，並以盡可能小的手術，盡最大限度地根除腫瘤。
3. 頸部淋巴結在放療結束後3個月內若不能消退，應以手術治療。進行上述手術後，醫師須以患者實際情況決定是否再次放療。

由於鼻咽癌生長的部位於頭顱深部，因此手術很難操作。通常手術治療很少被當作治療鼻咽癌的主要方法。醫師多半會切除癌細胞和一些腫瘤旁的健康組織，並切除頸部的淋巴結，但由於鼻咽癌原發部位鄰近顱底，而與其他重要器官也沒有寬廣的安全範圍可供切除。有時手術不容易將癌細胞清除乾淨，再加上鼻咽癌很多為未分化型的鱗狀上皮細胞癌，極容易發生頸部淋巴結轉移和遠隔轉移，因此手術治療常會搭配放射線治療進行，其效果也較爲顯著。

手術治療適應症是分化較高的鼻咽癌，即爲對放療不敏感或是抵抗的癌變，或是放療後局部復發者。此手術禁忌症是有顱底骨質破壞、鼻咽旁浸潤、顱神經損害、遠處轉移者及有肝腎功能不良，又或全身情況不佳者和不能忍受手術者。

鼻咽癌的手術治療分爲：

一、鼻咽癌原發灶切除術

1. 適應症：

①分化較高的鼻咽癌，如腺癌、鱗癌（I、II級）等惡性混合瘤的早期病例。

②放射治療後鼻咽局部復發，病灶僅限於頂後壁、頂前壁，又或是僅牽連咽隱窩邊緣，而沒有其他部位浸潤，且沒有張口困難等異常症狀者。

③放療時已給予根治劑量，但鼻咽原發灶還沒消失，或出現抗放射現象的人，則必須休息一個月後才可以進行手術切除。

2. 禁忌症：

①顱底骨質被破壞或癌細胞往鼻咽旁浸潤擴展的患者。

②有肝腎功能不佳，全身情況不妥者。

③顱神經損害或是遠處轉移者。

3.手術方法：

先切開氣管並插管，再施打全身麻醉下進行手術。沿著上齶牙根內側，並距齒槽0.5公分處做馬蹄形切口，再切開硬腭骨黏膜，將黏膜下剝離至軟齶，去除部分硬腭骨板和犁骨。在軟硬齶交界處横切鼻底黏膜，暴露出鼻咽腔的頂壁、兩側壁前分和腫瘤。再於鼻中隔後緣和後鼻孔上緣切開鼻咽黏膜直達骨面，做鈍性或銳性分離，且沿鼻咽頂側交界處切開，往下至口咽和鼻咽後壁交界處横切黏膜，並將整個鼻咽頂後部黏膜連同癌腫整塊切除。

二．頸淋巴結清除術

1.適應症：

若鼻咽原發癌病灶經過放療或化療後已被控制，而患者全身狀況良好，僅殘留頸部殘餘病灶或復發病灶，仍可進行局限範圍活動，即可考慮進行頸淋巴結清除術。

2.禁忌症：

①頸部有殘餘病灶或復發病灶與頸部深部組織粘黏、固定者。

②出現遠處轉移或是皮膚廣泛被浸潤者。

③年老體弱，心肺肝腎功能不完全，且不能矯正者。

3.切除範圍：

將上起乳突尖、上顱骨下緣，下至鎖骨上緣，前起頸中線，後至斜方肌前緣區域內的淋巴結和脂肪結締組織，連同頸闊肌、胸鎖乳突肌、頸內、外靜脈、肩腫舌骨肌、頜下腺、腮腺下極和副神經等組織的大部分切除。

三・頸部淋巴結單純摘除術

對於放療較不敏感的頸部單一淋巴結，或放療後有頸部孤立性淋巴結復發者，可進行單純切除術。患者進行局部浸潤性麻醉後，切開轉移病灶的表面皮膚、皮下組織，並將轉移病灶連同周圍部分正常組織完整切除。

鼻咽位於頭顱深處，以往鼻咽癌手術需要經過上顎骨、頭骨及外耳位置，從側邊進入鼻咽處切除腫瘤，但常因視線有所受限，而難以徹底清除腫瘤。此時可進行由韋霖醫師所研創的「上頰骨外旋入路法」手術，又稱「揭面手術」。該手術沿下眼皮，順著臉紋經由鼻邊到人中剖開，揭開半邊的臉頰。此方法可讓醫生更清楚切除腫瘤，並保護或是保留周邊血管及神經線。手術時，醫生也能即時抽取組織作冰凍切片化驗，並進一步確認腫瘤是否已經被測底清除，以減低復發率。但是鼻咽附近有很多很重要的組織，例如連接腦的血管，所以治療鼻咽癌，首先一定用先採取放療和化療，手術是萬不得已才會執行的方法。

選擇手術方式可切除疾病的原發腫瘤，並具有一定的根治效果，但初期患者不建議。但對於鼻咽癌分化比較高或有惡性混合瘤的病患，可將手術治療作爲首選。而在顱腦底部若發生骨質破壞，並出現浸潤鼻咽的情況、顱腦神經出現損害和轉移的現象時，就不適合選擇手術方式進行根治，以免達不到預期的手術效果。

鼻咽癌可以進行手術治療如下：

1. 病理類型爲高分化鱗癌或腺癌、其他對放射不敏感的癌瘤，病灶須局限在頂後壁或前壁，且全身無手術禁忌症的人，可考慮對原發病灶的切除。但對於II、III、IV期的患者，就不適宜用手術治療。
2. 對放射治療後鼻咽部或頸部有殘留、復發病灶，並局限在鼻咽頂後壁或前壁且沒有顱底骨破壞，患者情況良好，近期也不宜再放療的人，則可以考慮切除病灶。
3. 患者頸部如果有殘留癌變或復發時，如果範圍受限活動，可以考慮進行頸部淋巴結清除手術。

圖解手術治療

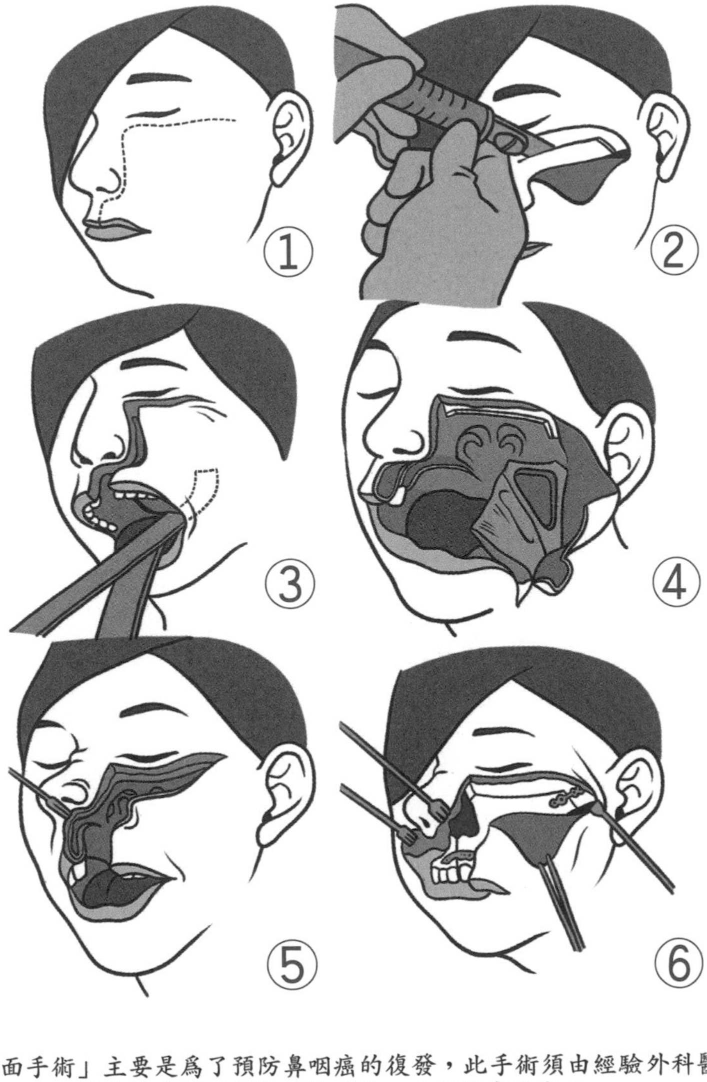

「揭面手術」主要是爲了預防鼻咽癌的復發，此手術須由經驗外科醫生掌持金刀，才能徹底殲滅深藏鼻咽的癌腫，又不影響臉容！

Q 鼻咽癌治療後的存活率各是多少？

原則上鼻咽癌第一期會採取單獨使用放射治療，而第二期以上的患者才會考慮使用同步化學放射治療方式。通常鼻咽癌治療後五年內的存活率很高。

目前鼻咽癌治療以放射線治療及化學治療爲主，多數病患經過治療後，可治癒並返回工作崗位。而鼻咽癌的5年存活率，遠比其他頭頸部腫瘤好，第一期至第二期的5年存活率高9成；而第三至四期的5年存活率也有7成以上。建議若發現頸部腫塊、耳朵悶塞感、耳鳴、不明原因的鼻塞，或是流鼻血症狀時，應該尋求專科醫師詳細檢查。

目前有一種根除鼻咽癌手術，稱爲「揭面手術」，其五年存活率約爲64％，手術的創傷性比以手術還低，手術時間爲5小時左右，失血量少及所需用的麻醉藥也較少。但「揭面手術」也有其限制，一般只適用於癌腫瘤大於一厘米，且未擴散到血管及顱底骨的復發性鼻咽癌。

鼻咽癌於治療後復發，通常是在3年內發生，而患者若是原位復發可選擇再次進行放射治療，但由於在首次病發時曾經使用，因此在復發時採用的放療須更加精密。全身復發的病患，則須接受化療，但平均壽命只有15～18個月。

鼻咽癌的分期存活率

鼻咽癌分期	腫瘤狀態	治療方式	治療癒與五年存活率
第一期	通常癌細胞只會侷限在鼻咽部內，無頸部淋巴結轉移，也無遠端轉移。	放射治療	100%
第二期	腫瘤已向鼻咽旁侵犯，單側頸林巴結轉移，淋巴結長徑小於6公分。	放射治療 化學治療	100%
第三期	腫瘤侵犯到顱底骨骼或鼻竇內，雙側頸淋巴節轉移，淋巴結長徑小於6公分。	放射治療 化學治療	70%
第四期	有遠端轉移的現象，或任一頸淋巴節大小等於或大於6公分。	化學治療	50%

就算罹患鼻咽癌還是有機會可以痊癒的，所以患者一定要好好照護自己的身體！只要及早發現，及早治療，就能重回健康的生活。

Q 明明定期做檢查，但為什麼還是罹患鼻咽癌？

鼻咽癌早期診斷並不難，建議定期做鼻咽部篩查。鼻咽癌早期表現爲鼻涕帶血或吸鼻後痰中帶血，但因帶血量不多，而常被誤認爲咳血而到內科就診。

其實，鼻咽腔內腫瘤血管較脆，腫瘤外表沒有黏膜覆蓋，容易出現鼻涕帶血癥狀。當患者出血較多且鼻涕帶有臭味時，應立即聯想有鼻咽癌的可能。只要及時到醫院就醫，鼻咽癌的早期診斷並非是件難事。目前可以利用鼻內鏡、電子鼻咽鏡、顯微喉鏡、驗血來篩檢鼻咽癌，也能早點發現症狀。這些檢查既安全且快速，能發現極微小、尚無任何症狀的早期鼻咽癌，而費用也不高。

早期鼻咽癌患者有高達90％以上可以根治，但卻有70％以上的患者是進醫院檢查發現時，才發現已經是鼻咽癌中晚期。雖然鼻咽癌病情進程很快，但並不代表會傳染。就算家裡有癌症病人，也並不意味著一定會罹患癌症，只需要注意綜合預防、避免各種危險因素，同時定期檢查身體，就可以降低罹患癌症的風險。

鼻咽癌的高危險因素當中，只有飲食習慣能透過後天來做改變。因此要預防鼻咽癌，應該少吃醃製食物，多吃蔬菜水果，並且定時運動，不吸菸及二手菸，因爲健康的生活習慣可以有效幫助預防疾病。如果屬鼻咽癌的高危險群，更應該定期檢查，即使不幸患病，也能及早發現治療。

另外，鼻咽癌發生的高發地區黃種人，或是在工作環境中經常接觸到一些有毒煙霧、化學毒物，包括處於工作環境通風不佳的人，並且有吸菸、飲酒的習慣，就應該定期進行相關鼻咽部的檢查，以防早期發現病症，可以提早治療，並可以給自己一個健康的身體。

鼻咽癌的致病成因多元，我們應從這些已知的訊息，加以遠離與預防，避免疾病的產生。或許有人會提出這樣的質疑，爲什麼定期做檢查還會罹患鼻咽癌呢？絕大部分的原因在於環境、飲食等，若不改善這些致病因素，即使定期做檢查仍會有罹患的機率。但定期檢查確時是必要的，才能及早發現疾病，且早日恢復以往的健康。

Q 鼻咽癌的患者該選擇哪種治療方法？

鼻咽癌是一種危害性極強的惡性腫瘤，會對患者的身體健康造成很大的傷害，因此若不及時進行治療，後果不堪設想。以下有幾種方式須依照鼻咽癌的期別、其他因素做爲選擇治療的方式。

一、手術治療

手術治療是目前絕大多數實體腫瘤的首選治療手段，但並不能解決腫瘤細胞的擴散、轉移問題，反而使患者的創傷變大，甚至產生局部組織破壞、功能障礙等。

二、化學治療

簡而言，化學治療意即使用化學藥物殺死腫瘤細胞，並阻斷癌細胞不同的生長週期分裂及繁殖，進而消滅它們。此方法主要用於任何病患懷疑有遠處轉移者、放療或是手術治療後輔助性化療。

三、放射治療

放射治療通常是醫治鼻咽癌的首選辦法。放射線治療是利用具有穿透力的高能波光束或粒子光束來治療疾病，而這些光束我們稱爲放射線。目前最有效和最被肯定的方法是使用高能X光射線，或稱直線加速器遠距離治療機。由於全身及局部副作用比較明顯，故照射量應較好掌握。但禁忌症有廣泛遠處轉移者、合併急性感染病者、放射性腦脊髓損傷者，及放療後復發也不宜選擇。

四、中醫醫治

中藥醫治要盡早介入，並且全程介入，中西合併治療能達到事半功倍的作用。因爲對於中晚期的鼻咽癌病人進行大劑量的放療、化療，或者對於產生耐藥性的鼻咽癌患者，再一次進行化療，只會導致虛弱的生命更加垂危，患者的承受能力也會迅速下降，加速了病患死亡的機會，但中醫能輔助患者體質，因此無論放療或化療都應盡早全程配合中藥治療。

五、生物免疫療法

生物免疫療法治療鼻咽癌是透過採集患者血液，在體外培養對腫瘤細胞具有很好的識別和殺傷抑制作用的免疫細胞，然後回輸給病患，以達到提高患者自身免疫力、抑制腫瘤細胞生長的作用。同時，還可以清除殘餘腫瘤細胞，防治腫瘤的轉移與復發，對放射治療效果起到增強和輔助功效。此方法應建議所有接受治療的病人，在六個月後至少做一次。但此療法目前台灣並不開放，仍有研討的空間。

Q 鼻咽癌放射線治療的急性副作用？該如何減輕？

提出一些目前仍較爲常見的急性副作用及處理方式如下：

一、口腔黏膜炎

口腔黏膜基底層的幹細胞對輻射極爲敏感，因此放射線治療會造成幹細胞死亡。治療過程中，等到原本黏膜上皮細胞週期性脫落，幹細胞又無法分化取代上皮細胞，此時就會出現黏膜潰瘍，此情形通常會出現在放射線治療開始後的2～4週。病患會感覺疼痛，並影響進食及營養補充。

爲預防此問題。可以保持口腔衛生，避免攝取過酸、過辣、過硬的食物，也應避免酒類、或是含酒精的漱口水。另外，止痛對於此病症是很重要，適當的止痛藥物不但能降低疼痛指數，還可維持進食與營養。

在放射治療期間，或是進行治療後的數星期，通常患者會感到口腔及喉嚨疼痛，進食固體食物會有困難，但仍要保持健康的飲食習慣。若是食慾不振，可以使用高卡路里的流質飲品，或以高蛋白質的嬰兒食物代替正餐。如果治療的反應嚴重，則需要醫生開立特別的漱口水和藥物來減輕這種現象。

二、放射性皮膚炎

放射性皮膚炎是很常見的，從輕微的色素沉澱、乾性脫皮，到嚴重的溼性脫皮、皮膚壞死，治療過程中皮膚會有發紅、發黑或是脫皮的現象，此現象在治療開始後的第4～5週出現，並於治療完成一個月後會逐漸恢復。

1. 被動式皮膚保護：治療中需特別注意照射部位的皮膚應減少刺激、避免日曬，並減少直接與衣領磨擦的機會。在放射線治療前適當的皮膚照顧衛教、避免陽光照射都有助於減輕皮膚症狀。在放射治療進行期間，對接受治療的部分，不要清洗或是剃毛、不要擦香水和潤膚霜。請醫生開立藥用的潤膚霜，以紓緩皮膚的疼痛感，但患者仍須盡量穿寬鬆柔軟的衣服。多數情況下，接受放射治療的部位會有脫髮的現象，當放射治療完畢後，頭髮會再度生長，但頭部上端的頭髮，可能永不再生。
2. 主動式皮膚保護：過去常請患者多用護膚乳液或用蘆薈膠等產品，但效果都不太理想。近年來已發展出含皮膚生長因子（Epidermal growth factor，ＥＧＦ）的護膚霜，效果相當明顯也大大減少病人的皮膚副作用。但臨床上有些醫生擔心會刺激腫瘤長大，但經多年的實務經驗後，證明正確使用是完全沒有刺激腫瘤的顧忌。

三、味覺、嗅覺改變

雖然味覺、嗅覺的改變並不是一個致命、疼痛的症狀，但會造成營養不良、體重下降，進而影響生活的品質。因爲治療會破壞舌頭上的味蕾，使得對甜味感覺減弱。一般在治療結束後2～4個月可以恢復，但也有些患者無法恢復正常的味蕾。此時需要避免刺激性及過冷、過熱的食物。在治療後，也有些病患會喪失了味覺，或是覺得每種食物的味道都差不多，甚至有金屬味，這種情況，要等待治療完成數月後，才會回復正常。

四、骨頭壞死

正常骨骼對放射線的忍受量約50格雷左右，頭頸部癌症的放射線治療少數的病患會出現在上顎骨或下頷骨、牙齦的部位，主要的原因是組織缺氧、骨頭外露，可能的症狀會有臭味、疼痛、嗅覺、味覺的改變、講話不清楚、骨折、牙關緊閉、咀嚼和吞嚥困難、續發性感染。因爲放射治療會引起患者骨頭的小血管炎，進而導致血管堵塞，骨頭得不到血液滋養的結果，就會逐漸壞死，而壞死的骨頭又會造成局部的血管新生。但新生的血管多爲不健康的血管，同時因爲壞死的骨頭表面沒有黏膜保護，因此裸露的新生血管就容易出血。

發生時期都在治療後3～5年。一旦發生，可以保持患處的清潔，等它自然脫落，傷口比較小就可以痊癒，或是用手術切除，縮短患病時期，但傷口會比較大，而且有組織的缺失。

五、腸胃道問題

而鼻咽癌常會有噁心感、嘔吐、腹瀉等現象，當治療開始後2～3天即發生，治療結束即可恢復。原因不明，可能與放射線引起組織破壞產生有毒物質有關。嘔吐並不常見，但必要時，可以請醫生開立一些止吐藥。

六、骨髓抑制問題

骨髓及淋巴組織對放射線最敏感，會白血球減少、血小板減少、血色素下降。護理原則爲每週定期抽血檢查，若白血球低於三千以下則採保護隔離，出入公共場所皆建議戴口罩，多休息勿過度操勞，並由放射科醫師決定是否繼續或暫停放射線治療。避免感冒或到公共場所，以免受感染。血小板低於十萬以下，易有出血傾向。

七、疲倦

疲倦也是進行放療患者常會出現的副作用，但通常不會很嚴重，在治療期間需要盡量爭取時間休息。而對那些每天必須長途跋涉往還醫院的人來說，更是如此。

八、禿髮

放射治療鼻咽癌很少會導致脫髮，即使發生，脫落的毛髮也很有限。只有非常靠迫害腫瘤部位的毛髮才會永久的脫落，其他的脫落都是暫時性的，治療後幾周內就會重新長出來。

這些症狀都是傳統放射治療中，常會引起的患者不適的狀況，但現今放射療法多改以先進的導航螺旋刀爲主，不僅能克服許多治療的瓶頸，也能減輕患者的不適感，使得治療後的生活品質能明顯地獲得改善。

急性副作用

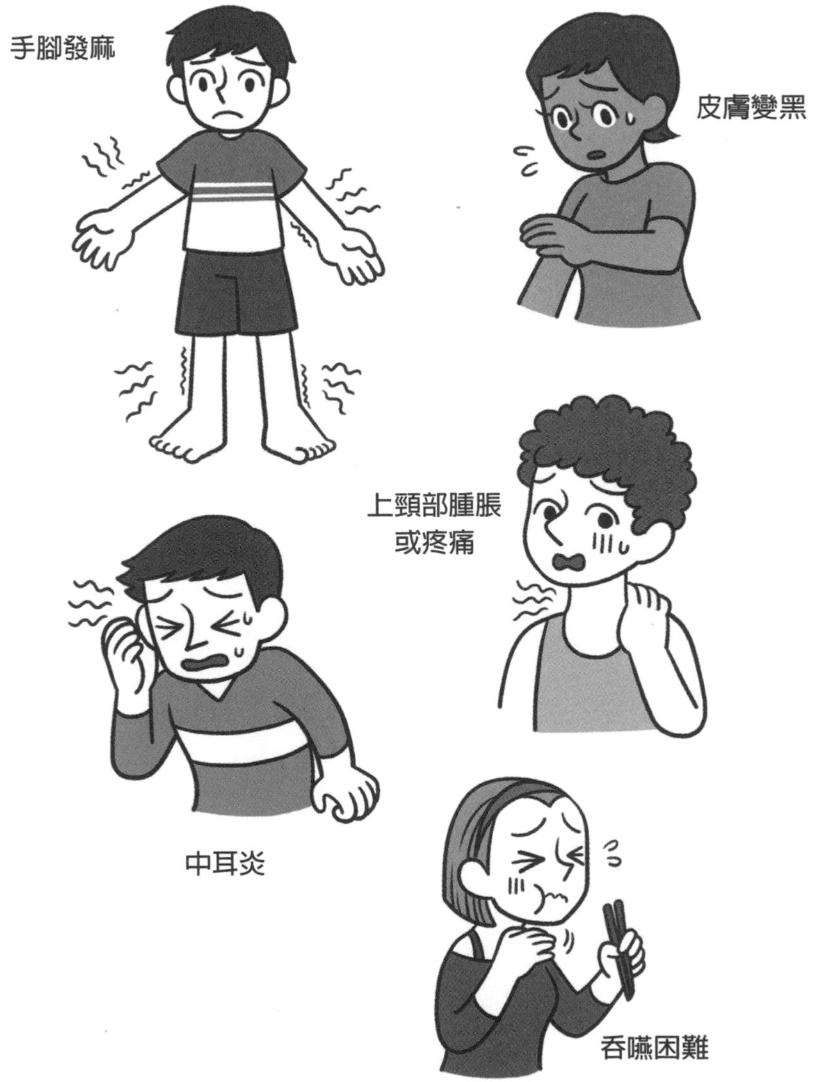
手腳發麻
皮膚變黑
上頸部腫脹
或疼痛
中耳炎
吞嚥困難

Q 鼻咽癌放射線治療的慢性副作用？該如何減輕？

提出一些目前仍較爲常見的慢性副作用及處理方式如下：

一、口乾

口乾仍是目前放射線治療最常見的副作用之一，也是影響後續營養問題、口腔衛生等生活品質的重要指標。由於唾液腺受放射治療的影響，而使得唾液分泌減少，口腔會感到乾涸。口乾情況可能是永久性的，但也有少部分的人，在治療數月後，唾液分泌就恢復爲正常。

口腔感到乾涸的人，應特別注意牙齒的保健，最好使用軟毛牙刷並定期給牙醫檢查牙齒。如果口腔乾涸的現象，長久都沒有獲得改善，可以使用人工唾液噴霧劑，但由於人工唾液中並沒有保護性的蛋白質，因此必要時可以每天口服醫院所開立的藥物，以刺激唾液分泌。

在治療期間常有口乾和吞咽困難的副作用，但如果因爲口腔疼痛而不想進食，醫生通常會開一種含有麻醉藥的液體，讓你在進餐前漱口，此藥物可幫助患者順利進食，因爲此時攝取營養是非常重要的。

二、聽力降低

放射線和化療藥物是最常用來治療頭頸部癌症的方式，但兩者都有可能會影響聽力，尤其是高頻區的聽力。放射線對聽力的影響，一般認爲是作用在內耳耳蝸（cochlea）和第八對顱神經，若同步使用化療藥物會有加倍的效應。也有醫學研究指出，聽力降低已經取代口乾症狀成爲鼻咽癌病患最常見的晚期副作用，聽力隨時間而逐漸減退，有的可用助聽器幫忙，但有的卻從此失聰，耳管阻塞只是其中原因之一。

因此必須首先處理聽力問題，先辨別是傳導性聽力損失或是感覺神經性聽力損失，因爲中耳炎造成的傳導性聽力損失，也常見於放射線治療後的病患，傳導性聽力損失，通常經耳鼻喉科醫師局部治療後，症狀會有明顯改善。

三、口腔牙齒問題

牙齒健康的相關問題，會影響病患治療後續的生活品質，頭頸癌病患在治療前，就有相當大的比例，有口腔衛生不佳、牙周病、咬合不良、齟齒等問題，加上治療後唾液分泌減少、酸鹼度變化、黏度增加及口腔衛生不良，如有齲齒（蛀牙）存在會使患者全口牙齒骨質疏鬆，不數年間開始細粒剝落，最後只剩表面凹凸不平的牙根，無法處理。

所有病患在接受治療前，應該先有詳細的口腔評估，對於嚴重齟齒等需處治的問題，應該在放射線治療前就處理完畢，其他如塗氟、定期口腔檢查、個人口腔衛生維護等，都可以降低治療後牙齒健康問題。

含氟的牙膏對牙齒有益，但對於肉質牙齦可能是刺激。由於牙齦黏膜和口腔黏膜是一體的，而治療後黏膜的纖維化作用通常會導致齦炎，此狀況比齲齒（蛀牙）還難處理，所以保護牙齒的工作，要在治療引起的急性反應眞正消退後，再進行處理。

患者爲避免引起不必要的折磨，應加強口腔健康的維護，除了培養正確的刷牙方法外，也須選用適合自己且洽當的牙膏，以確保口腔健康無虞。近年來，牙膏等護齒產品日新月異，因而產生各種類似的牙膏，如抗蛀牙牙膏、減敏牙膏、牙周病專用牙膏、減敏牙膏等。以下列出幾項常見的牙膏成分供讀者參考：

1. 磨光劑或拋光劑：可幫助去除牙齒染色與牙菌斑等問題。但此種成分若顆粒過粗，也可能會造成琺瑯質損害，因此敏感性牙齒患者應特別注意。
2. 界面活性劑：主要用來製造泡沫、去除殘渣。
3. 氟化物：可用來強化牙釉質，並具抗蛀牙的作用。有臨床實驗指出，使用含氟牙膏可以有降低24％齲齒率。

慢性副作用

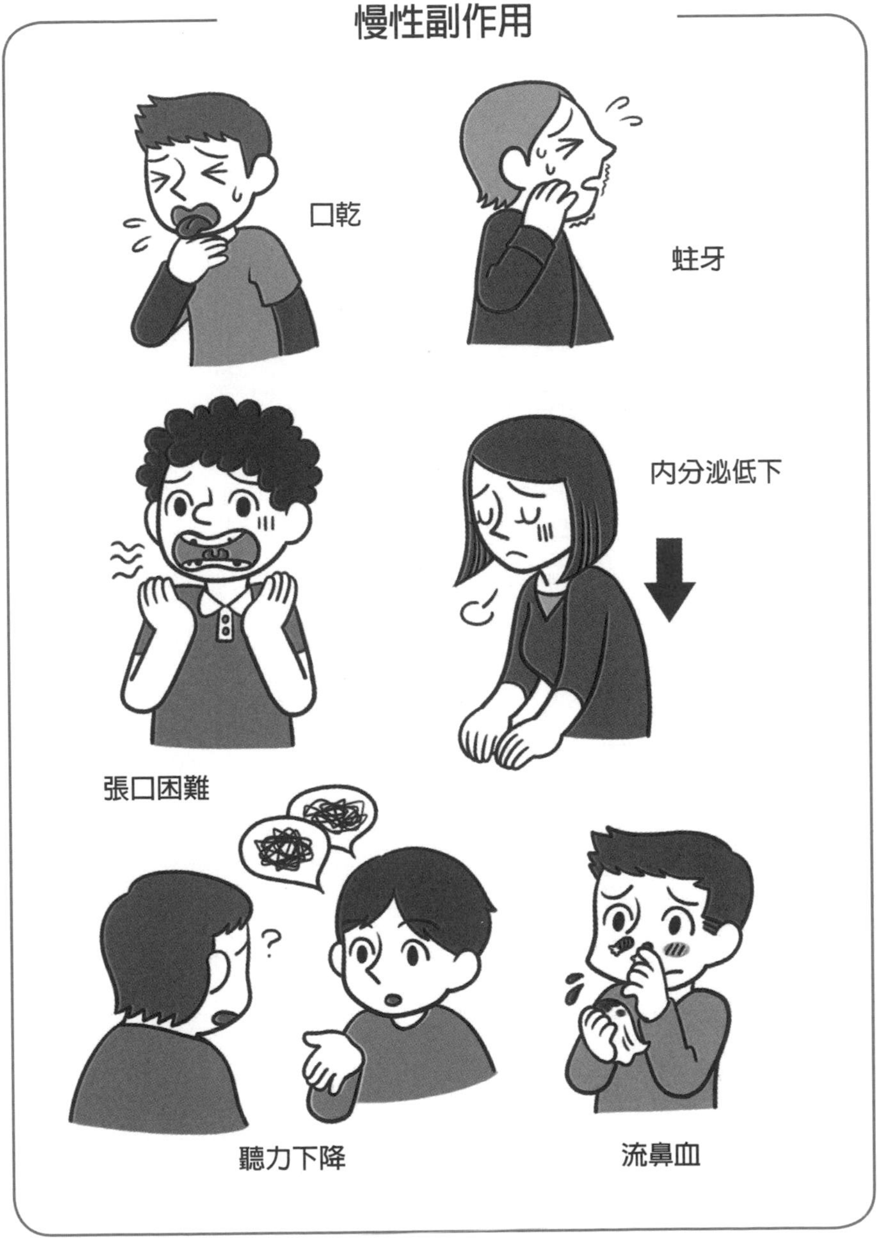
口乾
蛀牙
內分泌低下
張口困難
聽力下降
流鼻血

Q 怎麼延長鼻咽癌的生存期？

鼻咽癌患者生存期與患者的身體機能有關。身體機能好、免疫力強，才能抵抗癌腫的發展，並忍受各種藥物治療。因此，提高免疫機能，增強對腫瘤的抵抗力，對於晚期鼻咽癌患者極爲重要。在飲食上，放療、化療期間，應該吃比較容易消化，富含蛋白質、維生素、氨基酸等營養物質的食物，也應戒菸、酒，並不攝取辛辣、刺激且過於乾燥、粗糙的食物。

單純從飲食上增強患者的免疫力，效果是微小的。對於晚期患者來說，生物免疫治療，可以有效增強患者的免疫力，提高病患的生活品質，以最大限度延長患者的生命。臨床上常用的放化療聯合生物免疫治療，效果最爲明顯。遠期的放療勢必會降低機體免疫力，這時，加入生物免疫治療，可以減輕放療的副作用，提高放療的效果。化療能殺死腫瘤細胞，但是卻沒有識別的能力，在殺死腫瘤細胞的同時，也殺死正常的細胞，同樣具有很強的副作用，生物免疫治療就可以減輕化療的副作用，增強患者的免疫力。但目前台灣的生物療法仍在研討中，相信日後一定幫助患者迎向健康生活。

如果要有效提高鼻咽癌患者的生存期，就得加強患者的處理。須要注意預防感冒、咽喉炎、中耳炎，在放療後5年內不要拔牙、鑲牙、補牙。如果鼻、耳、眼及口腔發生感染時應該及時處理，須用抗生素藥水或是用專門溶液沖洗等。注意保持生活環境的衛生，室內空氣應該保持清潔乾燥。

頭頸部不要受日曬和寒風的刺激。注意養成良好的生活習慣。病人必須戒菸戒酒，不吃過冷、過硬和過熱的食物。多吃高蛋白、高維生素的食物。

大部分鼻咽癌患者，發現鼻咽癌時早已是鼻咽癌晚期了，所以晚期治療可合併中醫治療爲患者增強體力，加強患者耐受能力。另外，鼻咽癌晚期通常只能想辦法緩解患者的痛苦、延長患者的生命。因此，專家建議鼻咽癌患者可以採用具有「靶向效應」的系列抗癌中藥來緩解患者的痛苦、延長患者的生命。他應按醫囑進行複查，並配合治療。

延長鼻咽癌生存期的六大法則

規律運動	飲食均衡	戒除菸酒
正常作息	樂觀態度	傷口保健

提高免疫機能，增強對腫瘤的抵抗力，對於晚期鼻咽癌患者極爲重要。

Q 晚期鼻咽癌有什麼治療方法？

晚期鼻咽癌患者由於腫瘤消耗、擴散轉移病狀和副作用，常導致身體狀況急劇下降。此時可採取中藥治療鼻咽癌晚期改善機體免疫功能、提高身體素質，並有效地抑殺癌細胞。中醫多用來調整患者體質，可穩定病情、有效控制鼻咽癌晚期癌細胞繼續擴散轉移，改善臨床症狀，並可在一定程度上提高患者生存質量、延長生命。

鼻咽癌晚期可以中藥治療作爲單獨應用，因爲中醫中藥在鼻咽癌晚期治療中彌補了手術、放療和化療的不足，明顯地減輕放、化療帶來的副反應，有效提高機體免疫和骨髓造血功能，治療骨髓抑制的狀況，並增強放、化療療效，進而提高治愈率。在鼻咽癌的綜合治療中，具有絕對的優勢，因而得到廣泛應用。另外，雙側局部動脈灌注化學治療再加上放射治療也是局部晚期鼻咽癌的理想治療。

放、化療固然能快速殺傷腫瘤細胞，但對治療鼻咽癌對消化道和造血系統有相當的副作用。日後的晚期鼻咽癌治療，或許可採取聯合生物免疫治療，以起到增效減毒的作用。對於轉移範圍廣，身體機能弱，已經難以耐受化療的晚期鼻咽癌患者，也可以進行生物免疫治療，遠期效果好，在改善生存品質，延長生存期方面有明顯的作用。

晚期鼻咽癌的生物免疫治療，是優於手術、放療和化療的最新的腫瘤治療技術，也是目前最爲成熟、運用最廣泛的腫瘤生物治療技術，可以直接殺傷腫瘤細胞，防止復發和轉移，提高自己本身的免疫力，提高生活品質。

生物免疫治療技術具有不傷身體、無痛等優點，減輕病患放化療毒副作用的同時，並且適用於所有的腫瘤疾病。

生物免疫治療是腫瘤生物免疫治療的一種，也是腫瘤生物治療領域開展比較爲成熟的一種技術。生物治療是透過提取病患自己身體外周血中的單個核細胞，在實驗室中進行誘導，激活和數量擴增成較強壯的細胞，然後再回輸給病人的治療過程。

生物免疫細胞治療法是去除手術、放化療以外的第四大腫瘤治療方法，也是近30年來在腫瘤臨床治療中最具前景、療效突出的治療方法。此療法來源於美國坦普大學和斯坦福大學生命工程實驗室的自體細胞免疫治療技術。

對於中、晚期鼻咽癌病患，特別是治療後復發和多處轉移的患者，由於病情複雜且要結合病患的身體狀況，在制定治療方案同時，考慮治療方式的優缺點，結合生物免疫細胞治療法，盡量去減少病人的痛苦。

Q 鼻咽癌在治療前要做什麼準備？

初次被告知罹患鼻咽癌時，任何人在情緒上都會難以立即適應，通常因而感到恐懼、憂傷、煩燥、抱怨、揣測未來的生活各種不同的起伏，如同末日就要來臨，不知如何應付。

醫生必須依據患者的心情，給予不同的撫慰和鼓勵，治療成功的條件是醫生和病患之間密切溝通與合作，病患要有耐心先完成治療前的各種檢查，並且使病況透明化，這包含了全身的X光檢查、血液、和內臟的掃描等，以及治療前的補救工作，像是口腔的衛生，牙齒的處理和貧血或是發炎情況的改善。同時患者也必須了解和接受在漫長（約6～7週）治療中，可能遭遇的情況、治療後果，以及日後的生活品質或習慣上的改變。在充分了解後，理智還是可以戰勝恐懼和疑慮，患者和醫者彼此之間都要有信心，「爭取生命」是雙方的責任，有了這種彼此的共識，艱辛的治療過程才能順利完成，而後果才愈來愈理想。

病人治療前後最重要的是均衡飲食。在治療前，病人情緒的是否有受到病症的影響，疾病造成生理、生化的變化，這些都是要評估的。如果因為疾病造成進食量減少，我們就必須在三餐間加以補充進食。這一段時間可以加強進食高營養素密度的食物，即爲新鮮、自然的蔬菜、水果。這些食物含有抗氧化、消除自由基的成分。

在臨床上被診斷是鼻咽癌之後，一定要做鼻咽部的檢查，經過病理學家確實是惡性腫瘤之後，才能再進一步的進行治療。如果沒有病理報告證實，不能做放射線治療。少部分病人會擔心活體切片檢查，是不是會使癌細胞擴散，事實上，只要證實之後，馬上開始治療，是不必擔心的。

做了切片檢查證實之後，最怕患者迷信偏方，拒絕放療，因而使得症狀變的惡化。若不幸被診斷罹患鼻咽癌後，耳鼻喉科醫師會安排，做各種定位腫瘤的檢查，例如：鼻咽部電腦斷層攝影或核磁共振攝影，以及有無遠隔轉移的篩選檢查，像胸部X光攝影，骨頭掃瞄及肝臟超音波等。

病患在做放射治療前，都要會診牙科和口腔顎面外科醫師，評估牙齒及牙齦狀況，若是有齲齒或是拔牙後要等齒槽傷口完全復原才可開始做放射治療。

在治療前的工作項目有下列幾項提供參考：

1. 心理建設：需要達成醫生與患者之間的共識。
2. 全身和局部檢查：了解病情，設法彌補缺失後，可以更加適合治療。

・血液檢查：瞭解血球情況，並進行EB病毒血清試驗。
・臨床檢查：局部補救醫療工作，或是全身補救醫療工作。
・X光檢查：
①頭部、胸部：普通X光和斷層掃描。
②全身骨骼：核醫方法。
③肝掃描：超音波檢查。
・牙齒檢查
治療前的牙齒檢查，對早、中期的患者是必要的。對於存活率較高的患者，在治療前都會建議進行全口牙齒的檢查，而輕不嚴重的齲齒，清除後可以用非金屬的物質加以填補，如果已經傷到牙根的牙齒都應該拔掉，完好的左右、上下後臼齒若沒有太多咀嚼作用也應該拔除，可以減少治療後，上下後齒窩的潰瘍。
3.治療設計
・決定治療的政策。
・對患病區域的指認。
・電腦設計同位量圖表的製作包括：各腫治療射線的方向、大小、比重等。

- 每一次的劑量，每日該有的次數以及全部劑量該是多少。
- 檢查治療範圍的攝影。
- 固定治療位置確認。

治療前的準備

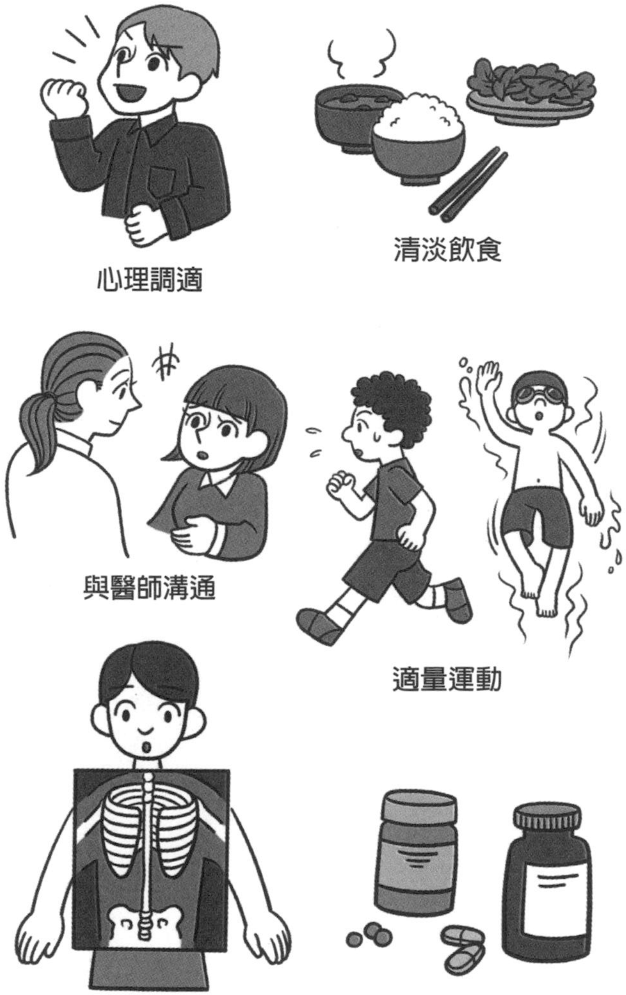
心理調適
清淡飲食
與醫師溝通
適量運動
全身檢查
補充營養品

當患者被告知罹癌時，多半都會感到驚慌，甚至逃避。此時心理調適最爲重要，也是戰勝癌症的關鍵之一。

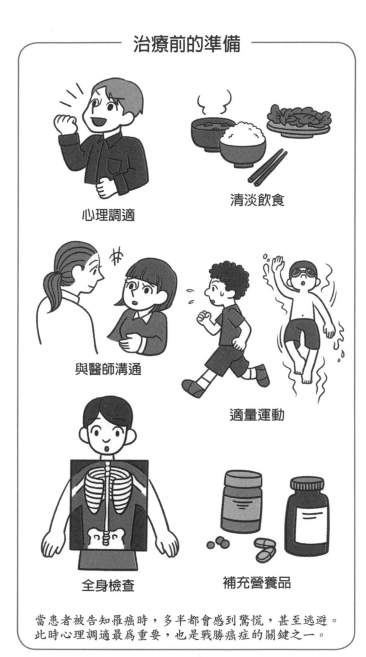

Q 每一期的鼻咽癌是不是都有不同的治療方法？

治療鼻咽癌前的分期非常重要，包含了原發病灶、局部淋巴腺轉移及有無遠端轉移，這些都必須利用影像的資料來分析，因爲病灶的大小、淋巴腺轉移的有或無、局部侵犯的範圍、腫瘤的位置，都對於治療與預後有絕大的影響因素。正確的診斷，是治療癌病的關鍵，還好現在醫學的發達進步，提供了更完整清晰的影像，來確定診斷並且幫助了解癌症的期別。影像的資料除有助於診斷外，在放射治療上，也可以利用電腦處理加上影像的資料，規劃出最理想的治療計劃，而且對於日後的追蹤、評估預後有著很大的助益。

如果是第一、二期的鼻咽癌，我們便直接以直線加速器產生的伽瑪射線治療；如果是第三、四期，先給予化學治療，再加上放射合併化學治療。病人在放療之前，都必須做固定面模、鉛板擋塊及製作驗證片。

一、鼻咽癌的治療

1.第一期及第二期

鼻咽癌是屬於對放射線比較敏感的腫瘤，因此體外放射治療是治癒性的治療方式，也是目前的標準治療。放射治療的範圍包括鼻咽部、附近組織及頸部淋巴區域，連續治療7～8週，五年存活率約72～86％。

合併放射治療及化學治療，是否可以再進一步提升第二期病人存活率，還在等待研究，在施行前必須判斷利害與得失。

2.第三期及第四期（無遠端轉移）

單獨放射治療的存活率約30～50％，第三期的效果比第四期好。局部復發和遠端轉移通常是治療上失敗的主要原因，因此合併放射治療與化學治療可提高治癒率，是目前國內各大醫學中心的重要研究方向目標。

二、放射線治療的工具選擇，可用的有下列幾種：

1.三度空間順形放射治療：利用空間中多種角度、多方向的照射並且儘可能的保護正常組織的放射治療方式。

2.強度調控放射治療（Intensity Modulation Radiotherapy，IMRT）：新的一種放射治療方式，使用像三度空間順形治療的方式，用比較彈性的方式劑量強弱分布，以達到減少對周圍組織的傷害，最特別的是減少對唾液腺的傷害。

3. 眞光刀整合動態同步影像擷取、呼吸及移動調控的自動化智慧型直線加速器，能使鼻咽癌的治療更爲精確有效。從日本引進眞光刀（TrueBeamSTx），兼具可提供三度空間順形放射線、強度調控放射治療及呼吸調控等治療的優點，可以提供病患做爲放療的選擇。

選擇一個好的治療方法，可以讓患者達到較佳治療效果。病患最討厭的就是需要經過很多的程式治療，從一次、兩次到很多次都沒有得到好的治療效果，還把自己折磨的不像話，其實關鍵在於醫院對於不同腫瘤患者的治療方法，但最重要的是應該讓患者減少痛苦的生存下去。

不同的治療方法

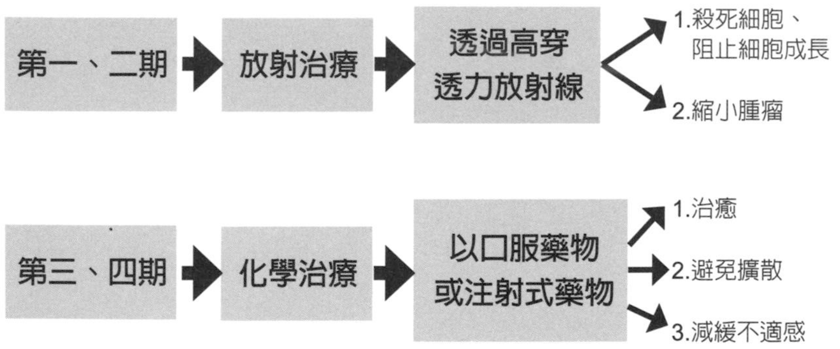
第一、二期
放射治療
透過高穿透力放射線
1.殺死細胞、阻止細胞成長
2.縮小腫瘤
第三、四期
化學治療
以口服藥物或注射式藥物
1.治癒
2.避免擴散
3.減緩不適感

每個期別的鼻咽癌，都有其治療方式，大致可分爲以上療法。

鼻咽癌的分期

期別	徵狀
第 I 期	腫瘤只侷限於鼻咽部內，無淋巴結及遠處轉移。
第 II 期	A.腫瘤已由鼻咽部向外伸展至口咽部或鼻部，且尚無鼻咽旁(parapharyngeal)、淋巴 結侵犯及遠處轉移。
	B.腫瘤侷限於鼻咽部內或是已由鼻咽部向外伸展至口咽部或鼻部、無鼻咽旁轉 移，但已有單側小於 6 公分的頸淋巴結轉移。
	C.腫瘤已由鼻咽部向外伸展至口咽部或鼻部、且有鼻咽旁轉移，無或有合併單 側小於 6 公分的頸淋巴結轉移。
第 III 期	A.腫瘤雖尚未侵犯到顱底骨骼或鼻竇內，但已有雙側小於 6 公分的頸淋巴結轉移。
	B.腫瘤已侵犯到顱底骨骼或鼻竇內，但並無鎖骨上窩淋巴結的轉移或是腫瘤已 侵犯到顱底骨骼或鼻竇內，但所有的頸淋巴結大小都是小於 6 公分的 。
第 IV期	A.腫瘤已侵犯到顱內、下咽部或眼窩，但並無鎖骨上窩淋巴結的轉移或是腫瘤已侵 犯到顱內、下咽部或眼窩，但所有的頸淋巴結大小都是小於 6 公分的。
	B.不論腫瘤侵犯程度，但已有鎖骨上窩淋巴結轉移或有任一頸淋巴結大小都是等於 或超過 6 公分的。
	C.已有遠處如骨骼、肝臟、肺臟或腦部的轉移，而不論腫瘤侵犯程度與淋巴結是否 有轉移。

在進行治療前，需判別病情的分期狀況，才能給予最洽當的治療方式。

Q 鼻咽癌放化療前後有什麼特別要注意的事嗎？

鼻咽癌防治患者要加強心理和飲食調護，保證營養供給充分，適當進行運動鍛煉。放療患者要特別注意調護，放療前宜清洗鼻腔，並積極處理放療中的局部反應和全身反應。尤應注意充分攝入水分及維生素B群，攝取易進食的飲食，也須戒掉菸酒，更重要的是放療期間切勿拔牙。

由於放射治療要分多次進行而每一次都要十分準確，在開始療程之前，技師通常會爲每一位病人配製一個透明膠模，讓病人接受放射時套在頭頸部位。模型上標有醫生預定的治療部位界線，以保證放射範圍準確無誤，及減少對周圍重要器官和組織（如眼球、腦幹、脊髓）的影響。另外，由放射治療引致唾液分泌減少和口乾，增加蛀牙和牙周病的發生。病人需讓牙科醫生詳細檢查口腔，並作適當治理如脫牙、補牙或洗牙，才開始接受放射治療。

在化療前可以做調理以增進體力，在中醫藥物方面可分兩部分的作用：

1. 提升免疫力、增強體力，並且讓作息正常、精神比較好的時候來做治療，這樣可以使化療或放療時有較好的效果。

2. 清熱解毒的藥物，無論是以前或是現在，在研究方面都證實了這些藥物對抗癌、抑制癌症的效果，當然劑量和服用的形式也會有影響。

每一個人的體質都不同，在作化療前如果要服中藥來提升體力與免疫力，還是必須就診，讓醫師做仔細的評估，才會有更好的效果。

在進行化學藥物治療前，醫生都會讓你進行一些必要的身體檢查，比如抽血查生化指標、血液常規、心電圖，相應部位的B型超聲檢查等。只要在這一類指標達到正常值時才可以進行化療。在這段時間內，更要注重飲食的正常與營養，保持身心舒暢，注意休息，預防感冒。因爲若是身體任何部位發生感染發炎症狀，都會延遲化療的進行，需要等到體溫恢復正常後，才可以眞正開始進行治療。

化學治療對鼻咽癌細胞有控制作用，有研究指出，對於腫瘤程度比較深的病患，如果在放射治療後並且進行化學治療，可以增加療效，提高生存機率。除此之外，若是腫瘤已經擴散，化療是可以爲病患帶來紓緩作用，減輕腫瘤產生的症狀和不舒服。不過，化學藥物對身體是有副作用，如嘔吐、食慾不振、免疫力減低等，都會影響身體功能。

完成化療後，醫生會要求定期回醫院作檢查和照X光，這通常要持續幾年的時間，如果在段時間內，發現自已有問題出現或者出現新的症狀，必須儘早通知醫生。

自已也應該注意適當的休息，並做些能力所及的體育鍛煉，例如練太極拳等。若身體虛弱的人，也可請教中醫，並做調養體內的陰陽平衡。

化學治療常見的副作用

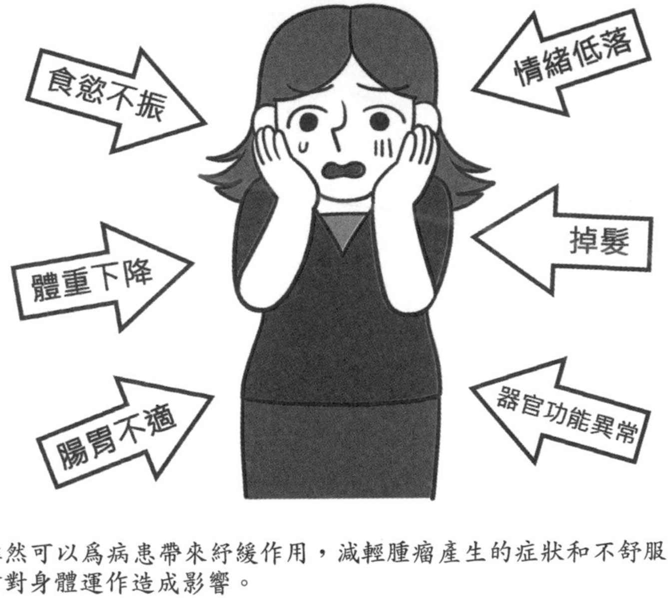

化療雖然可以爲病患帶來紓緩作用，減輕腫瘤產生的症狀和不舒服，但同時也會對身體運作造成影響。

化療的飲食控制

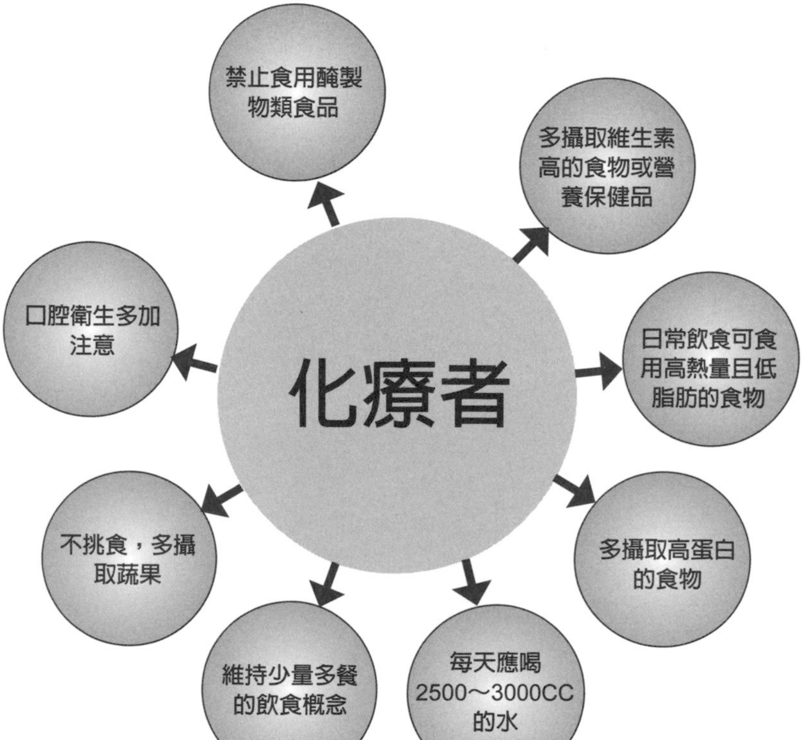
化療者
禁止食用醃製物類食品
多攝取維生素高的食物或營養保健品
日常飲食可食用高熱量且低脂肪的食物
多攝取高蛋白的食物
每天應喝2500～3000CC的水
維持少量多餐的飲食概念
不挑食，多攝取蔬果
口腔衛生多加注意

完成化療後，千萬別以爲身體這樣就恢復健康了，應多攝取補給品與均衡飲食，以確保身體在最佳狀態。

PART 5

鼻咽癌
患者的調養

Q 鼻咽癌的預後如何？

在之前的研究表示，鼻咽癌患者幾乎都有過EB病毒的感染，因此發現可評估鼻咽癌患者預後的血清標記物。因此，只要透過檢測血清中抗EB病毒的某些抗體，就可以作爲判斷預後的重要參考。

鼻咽癌患者的相關病歷資料，透過這些分析，患者血清中抗EB病毒特異性DNA抗體的濃度和之後5年、10年生存率有著相互關係，發現該抗體的濃度，對於鼻咽癌的預後評估和病情監控都有重要意義。

經過了正規治療後，全部病患5年之存活率約有60％，若是早期病患可以高達80％以上，而晚期病患也有30％以上。除了少數病人在治療開始就有遠端轉移且病情比較難控制之外，鼻咽癌並不是絕症，是一種可以控制和治癒的癌症。經過適合的治療以後，病患多數能夠恢復，而且可以回去工作。其他如是否有遠端轉移，是否有復發以及病患的一般身心健康狀況等，也會有很大的相關。

鼻咽癌的預後和臨床分期有著明顯的關係，病期越早發現，治療效果越好，預後也就越好，70％以上的早期鼻咽癌透過放射治療都可以得到治癒，但是晚期鼻咽癌的預後就很差，但也發現女性病患比男性病患預後好，年紀輕者（小於40歲）比年紀大者（大於60歲）預後好。

鼻咽癌的死因，主要是局部復發和遠端轉移，大約四分之一的病患會局部復發，其中的四分之三在二年內發生。大約有五分之一到四分之一的病患會有遠端轉移，也發生在二年內。若是發生遠端轉移，是依位置的不同，存活的時間平均爲六個月到一年不等，但大部分的遠端轉移，對於化學治療有良好的反應。

依照鼻咽部腫瘤大小和侵犯範圍、頸部淋巴結轉移嚴重程度，以及是否有轉移到肺部、肝臟、骨骼等身體的其他器官來評分，鼻咽癌可分4期，第一、二期爲早期，第三、四期是比較嚴重的晚期。若將第一到第四期的所有病患總合統計，治療後可存活5年以上的人超過80％，這是所有癌症中成效最佳的。另外，由於化療藥物及注射標靶藥物的開發成功，也使得鼻咽癌治療成功率大大地提升。

鼻咽癌的致命關鍵與治療方針

- **局部復發**
  - → 手術切除
  - → 手術切除＋化學治療
- **遠端轉移** → 1.骨骼 2.肺 3.肝 → 依個人的情況而採取治療方式

鼻咽癌的死因，主要是局部復發和遠端轉移，約四分之一的病患會局部復發，而約有五分之一到四分之一的病患會有遠端轉移。因此須多加注意患者的復原情形。

Q 鼻咽癌該如何康復與調養？

鼻咽癌放射治療時間比較長，對於放射的局部也會造成一定損傷，進而引起患者不舒服或是痛苦，此時，首先要樹立戰勝疾病的信心，採取樂觀進取的生活態度。

因此要有充分的心理準備，在康復期建立與疾病打持久戰的想法，克服急躁情緒，改正不良的生活習慣，這對於提高鼻咽癌的生存期是非常重要的，同時積極配合醫生，透過中西醫結合療法緩解症狀，才能徹底戰勝疾病。

以下幾方面可以做為參考：

一、心理層面

腫瘤患者身心承受了很大的痛苦與折磨，存在著不同程度的恐懼心理，對於治療有時會失去信心，因此醫護人員應該具備高尚的同情心和責任感，關懷與尊重患者，並且取得病患的信任，了解每一個患者的心理狀態及家庭環境，盡可能幫助病患盡快適應醫院環境，使生活能力達到最佳的康復狀態。

二、飲食方面

由於鼻咽癌患者受其疾病的影響，心理負擔重、食慾差、抵抗力變低，所以要鼓勵患者吃東西，並給病患高蛋白、高維生素、低脂肪、容易消化的食物。例如豆類、牛奶、木耳、胡蘿蔔等。並告訴患者要戒菸酒等習慣，並禁止攝取生冷和硬的食物、辛辣類。同時可以指導病患家屬要爲患者提供一個清潔、舒適的進食環境，注意色香味俱全，爲病患提供可口的食物，才能給病患豐富的營養。

三、口腔衛生方面

另外，像是指導病患和家屬口腔清潔具有一定的重要性，像是早晨起床、睡前、飯前用清水或生理鹽水漱口，飯後用軟毛的牙刷來刷牙。並且和病患者及家屬交代3年內不能拔牙，但是可以補牙。以後如果需要拔牙，應該向牙醫提供放療的過往病歷，醫生在拔牙前後3～7天給病患吃抗生素，用來預防放射性骨髓炎的發生。也可進行「張口訓練」增加康復進度。

※**張口訓練：**每日做最大幅度張口訓練，再練習咀嚼、鼓腮、微笑、屏氣5次～6次／天，5分鐘／次～15分鐘／次。練習伸舌頭、後縮、捲動等動作每日數次，並請配合頭向、左右側彎、旋轉，動作宜緩慢且幅度不宜過大。告訴患者及家屬出院後繼續住院期間的康復訓練。

四、保持局部皮膚的完整性

在放療結束後，局部皮膚仍然需要保護至少1個月，所以教導家屬用溫水或是軟毛巾輕輕沾濕清洗，禁止用肥皂擦洗，也不可以使用酒精、碘酒、膠布、膏藥等刺激物品。並且禁止剃毛，可以用電剃鬚刀，但是要防止受傷否則會造成局部感染。囑咐病患者外出時，防止日光直照射，應該用傘或是帽子來遮擋陽光，如果局部皮膚會癢不要用抓的，可以輕輕拍打來止癢就好。

五、用藥方面

在放療期間隨時與醫生保持聯繫，多數患者會出現噁心、嘔吐，輕者可以根據醫生開立的健胃、鎮靜藥，症狀重者要馬上與醫生取得聯繫，必要時根據醫生所開的補液（點滴）治療。醫師也可教導家屬隨時注意常見的健康報告的正常值，並於放療期間每周查血壓一次，如有有異常及時與醫生聯繫。有使用皮膚生長因子護膚霜的患者，也應持續使用1個月，才能發現其效果。

六、休息活動方面

可以根據體質恢復情況，參加適當的活動。如練氣功、散步來增強體質，可以使身體保持最佳狀態。但要循序漸進，量力而行，同時注意多休息，不能過度勞累，並保持樂觀情緒，體質好的可以做輕鬆的工作和學習，積極預防和防止感冒及頭部感染，以免誘發急性蜂窩組織炎。

七、複診方面

一般前3年每2個月～3個月複診一次，如3年內無復發情況，以後可以延長至6個月複診一次。如果5年都未復發的，可以每年複診一次，但須遵循醫生建議。如果出現原有症狀加重，應該及時來醫院複診，以免延誤病情。

患者的生活調養

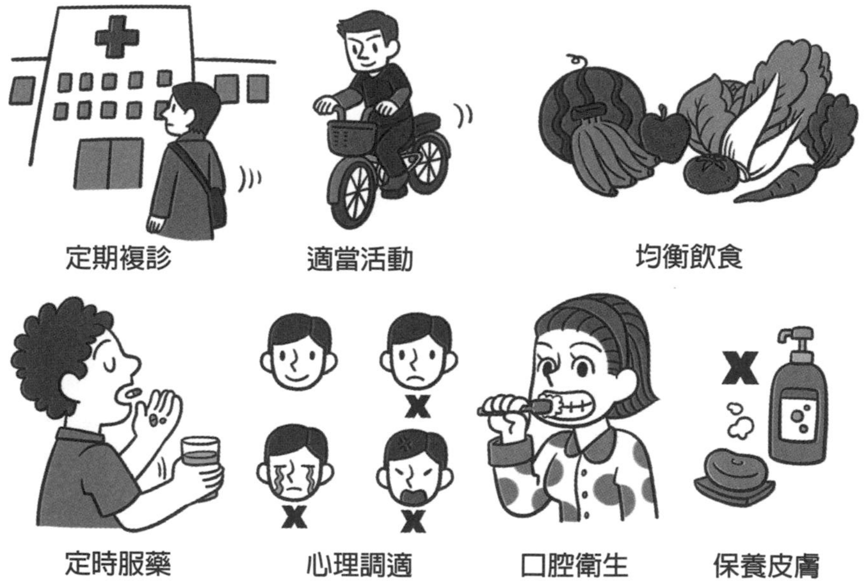
定期複診
適當活動
均衡飲食
定時服藥
心理調適
口腔衛生
保養皮膚

在康復期間，患者須做好生理與心理上的調養，同時也須與醫師積極配合，這對提高鼻咽癌的生存期是非常重要的。

Q 鼻咽癌的飲食有什麼要注意？

鼻咽癌患者常常因爲手術或是其他治療而影響進食的狀況，甚至於影響了咀嚼功能，而在手術後常會安排放射治療（俗稱電療），也會進而破壞唾液腺，促使口水分泌減少並造成味覺、嗅覺的改變。所以對於患有鼻咽癌的人來說，日常飲食要保證新鮮而且要有豐富的營養，這點是十分的重要。

很多鼻咽癌患者都會爲飲食方面的問題而擔心，因爲腫瘤的的出現與很多刺激因素都有著很大的關係，如果患者們不及時做好防範的措施，發病的情況還會更加嚴重。

烹調方面，採用半流質食物爲主，若仍咀嚼困難，則需採用全流質的供應方式。半流質食物有：如鹹稀飯、麵條（細麵、麵線等）餛飩等都可；適合的點心如：蒸蛋、布丁、豆花、牛奶麥片、芝麻糊或冰淇淋等；至於水果部分，可以吃質地軟、酸度低的水果，如木瓜、香瓜，或是以果泥、果汁的方式以方便進食，水果皮可以生水洗淨後再用冷開水清洗一遍再食用。而全流質食物：就是上面所說的食物，再用調理機打成類似濃湯狀方面食用。

鼻咽癌患者在飲食上可注意以下幾點參考：

1. 飲食需均衡，多吃新鮮蔬菜、水果，可以有效促進病情的恢復。
2. 少吃或不吃鹹魚、鹹菜、燻肉、臘味等含有亞硝胺的食物，患者還需要注意，不要吃太多含碘高的食物，這樣很容易使腫瘤破裂潰爛，危害性極大。
3. 不要吃辛辣刺激食品，因爲刺激性太大就容易上火，還會容易刺激到鼻咽部，導致病情越加嚴重。也不要過量飲酒或是喝一些刺激性的飲料，最好是戒菸酒。患者不要酗酒，而且對身體很不好，還會因爲酒精中毒或是其他的影響，導致病情的加重。
4. 不適宜吃過於乾燥、粗糙食物。
5. 經常口含話梅、橄欖、青梅、無花果等，有消炎殺菌、清涪解熱，生津止渴的作用，可以刺激唾液分泌，減輕口腔乾燥的症狀。
6. 注意口腔的衛生，時常漱口，避免拔牙，可以補牙。
7. 在放療、化療期間的飲食，應該以容易消化、新鮮美味，含有豐富的蛋白質、維生素、氨基酸等的營養物質，如海帶、紫菜、龍鬚菜、海蜇皮等，盡量做到少量多餐適合的飲食。

Q 鼻咽癌放療後需要如何自我護理？

放射治療是利用各種放射線照射腫瘤，可以抑制或是消滅腫瘤細胞的治療方法，目前鼻咽癌的首選治療方法就是放射治療，因此鼻咽癌患者如果能掌握好放療期間的自我護理方法，不僅能保證放療的順利進行，而且能減輕經濟負擔，延緩病情的發展，更可以提高生活質量。

在放療前後期間，如果能堅持每天進行預防的護理，並且與醫護人員積極的配合，不良反應就會明顯減輕許多，在出現不良反應後，所進行治療的病患，症狀也會比較嚴重，預後也會變差，所以病患和醫護之間要密切的互相配合，這樣才能將痛苦的指數減到最低。

在放射治療射時，心理上也會有焦慮和其他等等的壓力，這時候家屬就應該幫助患者保持良好的心情，這樣才會有利於鼻咽癌的痊癒，以下有幾部分的自我護理，提供參考。

一、鼻咽部黏膜自我護理方法

1. 放療結束後，放射線的後續作用並還沒有從身體上全部消失，大約在身體內持續1～3個月，因此，還要堅持漱口，每天約4～5次，可以自行配淡鹽水漱口或是遵照醫生囑咐的使用漱口水。

2. 鼻咽部黏膜受到照射後充血、水腫，病患常有鼻黏膜乾燥、鼻塞、鼻腔內分泌物增加、黏稠等不適感，嚴重者可能影響休息與睡眠，可用清魚肝油或是復方水楊酸甲酯薄荷腦油滴鼻，每日3～4次，用來保護鼻腔黏膜。

合併鼻咽感染有臭味的人每天沖洗1次，使用簡易鼻咽沖洗器的沖洗方法和常用的液體。方法如下：

1. 患者採坐姿，在鼻咽沖洗器內裝入溫的生理鹽水或是一比八千高錳酸鉀溶液，頭向前傾斜九十度，水盆放置病患前方準備接水。

2. 讓患者張口呼吸不要講話，手拿鼻咽沖洗器將橄欖頭放入一邊鼻孔，讓水緩慢流入鼻腔，從另一邊的鼻孔流出，等待沖洗液流到一半時，再交換對邊鼻孔沖洗。沖洗完畢後，用毛巾擦乾淨，禁止用力擤鼻，以預防鼻咽腔內壓力增大，會引發其他部位的感染。注意若是用沖洗罐時，應該先連接橡皮管，懸掛在輸液架上，沖洗罐底部要與病患的頭部在同一個水平線上，以免壓力太大，導致水流入咽鼓管內，引起感染。

二、鼻咽出血自我護理方法

鼻咽部內有豐富血管，常鼻咽部腫瘤長到一定的時候就會引起潰瘍，以及放射線引起的局部黏膜組織受損傷，一碰到就極容易出血，所以不要捏鼻、挖鼻和用力擤鼻涕，在少量出血時，可以在鼻子上部放置冰袋或自行用1%滴鼻劑；如果大量出血時，立即將頭偏向側邊，用手指壓住頸外動脈止血，並且迅速通知醫護人員。

三、照射處皮膚的自我護理方法

放療後放射區域內的皮膚萎縮、變薄、軟組織纖維化，毛細血管擴張，可能出現放射性的皮膚反應，要保持局部皮膚清潔乾燥，不應穿高頸或硬領衣服。照射處的皮膚不適宜用肥皂、粗毛巾和熱水擦洗。外出時避免陽光直接曝曬，有脫皮狀況時，不行用手撕或剝、抓癢，可以用1%的冰片滑石粉撒在脫皮處。如果皮膚已經發炎，可以塗上一些潰瘍粉可以加速癒合，每日4次，保持清潔，避免感染。

四、口腔自我護理方法

放射治療時，由於腮腺、唾液腺都在照射的範圍之內，所以放療後肋腺及唾液腺功能受到抑制，口腔內的腺體分泌也會跟著減少，口腔的本能清潔作用消失，常有口乾、咽部乾痛、口腔潰瘍等症狀。若要使這些症狀減輕，可以準備一個水瓶，經常濕潤一下口腔，每天的飲水量在250 mℓ以上，經常用金銀花、麥門冬泡水喝，使口腔黏膜濕潤。另外，爲確保保持口腔的清潔，可以自己配淡鹽水漱口，每日4～5次。淡鹽水的配方是：在500 mℓ溫開水中加氯化鈉（熟鹽）3～4公克（約小半匙）。同時，採取鼓起腮幫子和吸吮交替動作漱口1～2分鐘，以清除鬆動的牙垢。同時也要做張閉口的運動，可使口腔黏膜皺壁處，充分進行氣體交換，破壞厭氧菌的生長環境，可以防止口腔後續許感染。

五、放療後合宜的調整膳食結構

放療後飲食要清淡，不可吃過冷、過熱、過硬及辛辣的食物，多喝水，多吃含豐富蛋白質及維生素的飲食。所以病患吃清淡、高熱量、高蛋白、高維生素、無刺激性的食物，並且少量多餐，避免酸性或是刺激性的食物，放療後患者食慾會下降，吃得比較少加上免疫力低下，消耗增加，容易引起感染，而且患者容易發生低血糖，因此，指導病患吃對膳食並且增強免疫力、促進身體機體康復有重要的意義。

Q 晚期鼻咽癌的護理要點為何？

鼻咽癌到了晚期，患者想要完全治癒已經是不太可能的事了，但是選用正確的治療方法，以及合宜的護理措施，是可以大大延長病患的生命，因此即使鼻咽癌到了晚期，但鼻咽癌患者也不必放棄追求健康，這是一種對生命的尊重。健康是一種責任，任誰都有追求健康的權利，只要患者積極配合治療，是可以繼續延長生命的。

一般鼻咽癌採取放射治療，是有效的治療方法，治療過程對於病患來說非常痛苦，同樣重要的是鼻咽癌晚期的治療方法和正確的術後護理，所以合宜的護理很重要，將會幫助患者更好的恢復。

晚期鼻咽癌患者可能出現頭痛、食欲不振等症狀，也有可能併發肝、肺、骨轉移，可能伴有腹脹、呼吸急促、肝區疼痛、肝臟腫大、骨關節疼痛難以忍受。

在護理之中會遇到很多問題，例如：鼻咽癌患者有鼻出血出現時，可用1%麻黃素滴鼻，以幫助收縮血管來止血，並且給予維生素C、K口服，如果出血量多時，可以用1%麻黃素滴鼻，在肌肉注射安絡血等止血藥，鼻咽部若持續大量出血時，將頭部側臥，可以用棉球紗布填塞止血，需要保持呼吸道通暢，讓病患盡量減少焦慮的情緒，從心理上戰勝疾病。

鼻咽癌晚期病患大多氣血不足，火氣大時會發炎、食慾極差，所以需要吃些開胃食物，來刺激食慾，並增加患者的營養攝入量，這才是治療的根本措施。所以最好選擇易消化且營養豐富的食物，如粥、羹、湯、汁等，並且加強額外營養品的補充，盡量減少併發症的發生，幫助患者有效的進食。

鼻咽癌到了晚期，只能盡可能得放開胸懷，保持良好得心裡態度，多與大自然接觸，聽聽音樂等等，並且配合醫護人員的照顧與治療，來延長生命。並儘早尋求安寧緩和治療，給予病人最完善的全人治療。

晚期鼻咽癌的調適

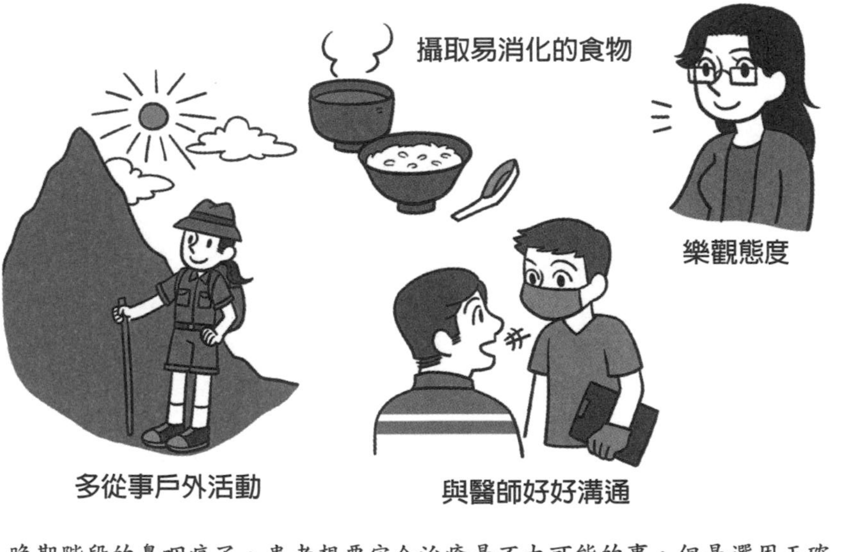
攝取易消化的食物
樂觀態度
多從事戶外活動
與醫師好好溝通

晚期階段的鼻咽癌了，患者想要完全治癒是不太可能的事，但是選用正確的治療方法，以及合宜的護理措施，還是可以大大延長病患的生命。

Q 鼻咽癌化療後的自我護理原則有什麼？

在無法避免化療的情況下，只能讓這種副作用的影響程度降低，治療天數的縮減，可以使病患能及早恢復正常，並且正常飲食，早有體力與精神，這是個很重要的觀念。化療即使很辛苦，家人都要共同協助病患一起建立健康、快樂的心情，對生命要抱持著無窮的希望，這是所有治療過程中的第一門檻，有這個觀念做爲基礎，任何治療的效果都會加倍。

噁心、嘔吐是癌症病患，在化療後最常見到的副作用，一般來說會持續的天數大約是3～7天不等，這是跟病人的體質與醫生所用化療藥物的劑量有關。如果僅有2～3天，還能算是正常，如果超過這個時間，我們就必需了解其中的狀況，病患長時間嘔吐所產生的食慾不振，會讓體質變得更加瘦弱，免疫力相對也會變差，對病患而言，這並不是理想的狀況，所以要盡量減輕這種症狀。

化療後的3年內是很重要的，飲食上一定要特別的重視，要多吃屬於鹼性的食物，喝的水質也需要特別注意，因爲前3～5年又稱黃金關鍵期，而且因爲癌細胞具有遷移性，研究指出有80％以上癌症病患，是因爲其體內的抑癌基因出了問題，所以導致癌症產生。

化療藥物針劑通常要注射4天，不適感會持續到藥效過後，所以病患可以嚐試少量多餐，吃得清淡一點，清爽一點。如果有發生嘔吐時，可以去漱漱口，避免去接觸太油膩的食物，建議補充食用「醣質營養素」來增進體內細胞間的溝通，這樣可以提高身體的免疫與自癒能力，讓它們來對抗所有殘害健康的病魔。

最近世界各科學期刊論文中提出，補充了醣質營養素，而使細胞間溝通改善時，不僅身體運作的效率提高了，而且更幫助身體提高了對疾病的防禦能力。另外，癌症患者在接受化學治療或是放射治療時，也因爲服用了醣質營養素，而可以緩和因爲放射線和化療所造成的毒害反應，並且可以延長存活時間及提高生命的品質。

「醣」對人體生理運作扮演著更重要的角色，這些有特殊功能的醣，多半位在細胞表面的蛋白質上，是讓細胞與細胞辨識彼此、互相溝通的媒介。

少了醣，即使有蛋白質，細胞之間還是無法傳遞訊息。負責防禦人體健康的免疫細胞，彼此之間也是靠這些結合在蛋白質表面的醣，來傳達免疫訊息，所以醣質在免疫系統裡，扮演舉足輕重的角色。

鼻咽癌-案例照片

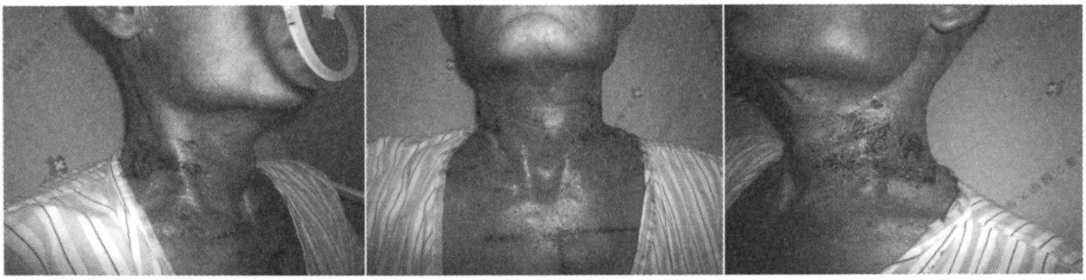

治療頭頸癌病人，以使用螺旋刀放射線計量6800的單位。但術後沒有有正確皮膚照護的結果。

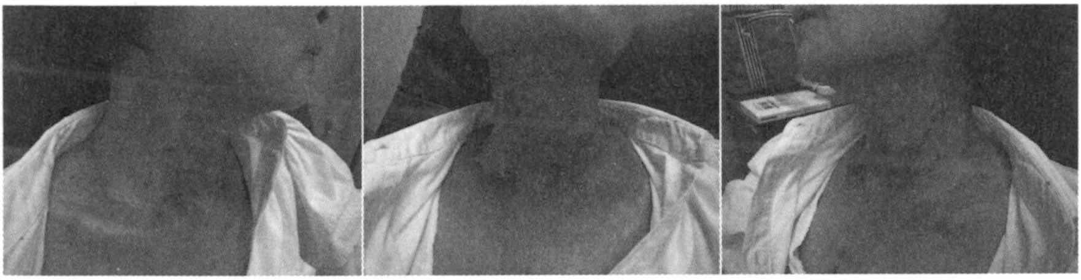

另一位頭頸癌病人，使用相同的機器與治療劑量後，因為使用皮膚生長因子軟膏保護皮膚。結果皮膚有如換了新的皮膚一樣，且沒有痛苦。

無妥善照護皮膚

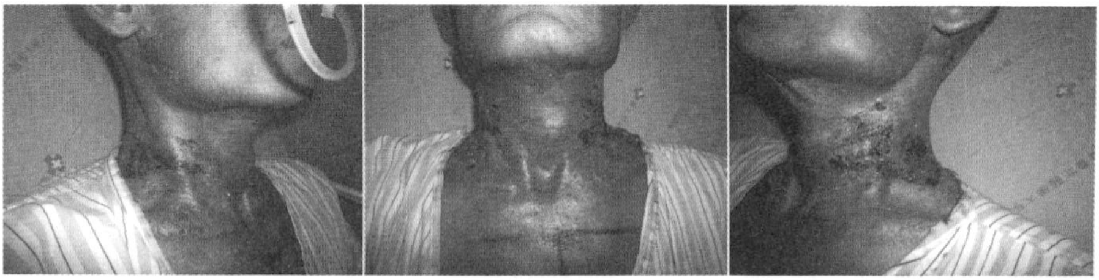

VS

正確使用皮膚生長因子軟膏照護

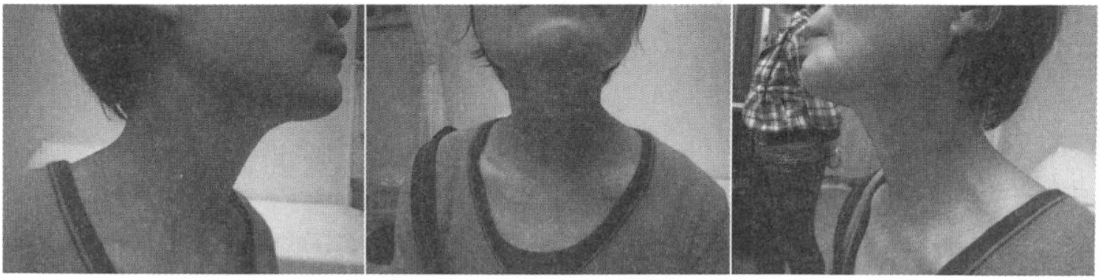

無妥善照護皮膚的患者vs正確地使用皮膚生長因子軟膏照護患者
兩者有著明顯的差異，此軟膏也可大大地減輕放射線對患者的傷害

鼻炎・鼻咽癌：怎樣預防、檢查與治療的最新知識/ 楊友華著.
-- 初版. -- 臺中市 : 晨星, 2015.08
面；　公分. --（專科一本通 ; 16）
ISBN 978-986-443-014-7（平裝）
1.鼻咽癌
416.875　　104008972

專科一本通 16

鼻炎・鼻咽癌：怎樣預防、檢查與治療的最新知識

作者　楊 友 華
主編　莊 雅 琦
編輯　吳 怡 蓁
網路編輯　張 德 芳
美術編輯　曾 麗 香
封面設計　許 芷 婷
內頁繪圖　腐 貓 君

創辦人　陳 銘 民
發行所　晨星出版有限公司
台中市 407 工業區 30 路 1 號
TEL:（04）23595820　FAX:（04）23550581
E-mail:health119@morningstar.com.tw
http://www.morningstar.com.tw
行政院新聞局局版台業字第 2500 號
法律顧問　陳 思 成 律師
初版　西元 2015 年 08 月 15 日
郵政劃撥　22326758（晨星出版有限公司）
讀者服務專線　04-23595819#230

定價 250 元
ISBN 978-986-443-014-7

MorningStar Publishing Inc.
Printed in Taiwan

◆讀者回函卡◆

以下資料或許太過繁瑣，但卻是我們瞭解您的唯一途徑
誠摯期待能與您在下一本書中相逢，讓我們一起從閱讀中尋找樂趣吧！

姓名：＿＿＿＿＿＿＿＿ 性別：☐男 ☐女 生日：　／　／

教育程度：☐小學 ☐國中 ☐高中職 ☐專科 ☐大學 ☐碩士 ☐博士

職業：☐學生 ☐軍公教 ☐上班族 ☐家管 ☐從商 ☐其他＿＿＿＿＿＿

月收入：☐3萬以下 ☐4萬左右 ☐5萬左右 ☐6萬以上

E-mail：＿＿＿＿＿＿＿＿＿＿ 聯絡電話：＿＿＿＿＿＿＿＿

聯絡地址：☐☐☐＿＿＿＿＿＿＿＿＿＿＿＿＿＿＿＿

購買書名：鼻炎．鼻咽癌：怎樣預防、檢查與治療的最新知識

・請問您是從何處得知此書？

☐書店 ☐報章雜誌 ☐電台 ☐晨星網路書店 ☐晨星健康養生網 ☐其他＿＿＿＿

・促使您購買此書的原因？

☐封面設計 ☐欣賞主題 ☐價格合理 ☐親友推薦 ☐內容有趣 ☐其他＿＿＿＿

・看完此書後，您的感想是？

＿＿＿＿＿＿＿＿＿＿＿＿＿＿＿＿＿＿＿＿＿＿＿＿

・您有興趣了解的問題？(可複選)

☐中醫傳統療法 ☐中醫脈絡調養 ☐養生飲食 ☐養生運動 ☐高血壓 ☐心臟病

☐高血脂 ☐腸道與大腸癌 ☐胃與胃癌 ☐糖尿病 ☐內分泌 ☐婦科 ☐懷孕生產

☐乳癌／子宮癌 ☐肝膽 ☐腎臟 ☐泌尿系統 ☐攝護腺癌 ☐口腔 ☐眼耳鼻喉

☐皮膚保健 ☐美容保養 ☐睡眠問題 ☐肺部疾病 ☐氣喘／咳嗽 ☐肺癌

☐小兒科 ☐腦部疾病 ☐精神疾病 ☐外科 ☐免疫 ☐神經科 ☐生活知識

☐其他＿＿＿＿＿＿＿＿＿＿＿＿＿＿＿＿＿＿＿＿

☐同意成為晨星健康養生網會員

以上問題想必耗去您不少心力，為免這份心血白費，請將此回函郵寄回本社或傳真至（04）2359-7123，您的意見是我們改進的動力！

晨星出版有限公司 編輯群，感謝您！

請填妥後對折裝訂，直接投郵即可，免貼郵票。

廣告回函
台灣中區郵政管理局
登記證第267號
免貼郵票

407
台中市工業區30路1號
晨星出版有限公司

請沿虛線摺下裝訂，謝謝！

填回函 ・ 送好書

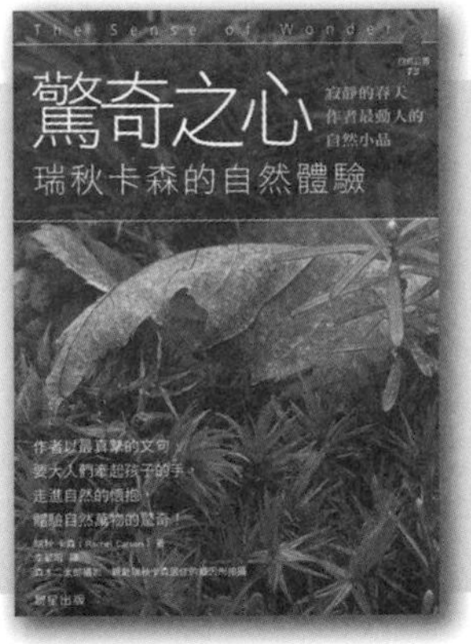

填妥回函後附上 50 元郵票寄回即可索取

《驚奇之心：瑞秋卡森的自然體驗》

寂靜的春天作者瑞秋 ・ 卡森在她五十歲那年，
以最真摯的文句寫下這部自然小品，
叮嚀著大人們牽起孩子的手，一同走進自然的懷抱，
用自己所有的感官去親近大自然的奧美，體驗自然萬物的驚奇！

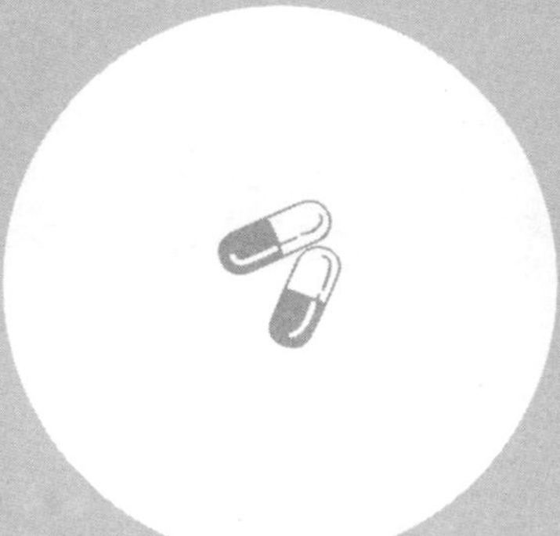